JUAN ALVAREZ

GUíA
De
Sanación
Natural

TODAS LAS ENFERMEDADES
CASI TODOS LOS ENFERMOS

Índice

INTRODUCCIÓN

Bienvenidos a Guía de Sanación natural. Este libro está dirigido a todo el mundo, mayores y pequeños, hombres y mujeres, a las personas con mucha experiencia y para los que aún con la experiencia están enfermos o no han sabido vivir en armonía.

A las personas jóvenes les enseñará el camino de la salud natural, de saber vivir y a aquéllas que han vivido muchos años y siguen tropezando les guiará hacia el éxito de la vida, hacia la sanación natural. Da igual si ciertos conceptos ya los sabes o has oído hablar de ellos, en la lectura de esta interesante obra hallarás el secreto de la vida, del respeto a la naturaleza, a los demás, a ti mismo; tendrás en tu mano la decisión de practicar cosas increíbles, de cambiar tu vida, de vivir muchos años más y sobre todo de vivir acorde a todo lo que es bueno y nos hace ser mejores personas.

Como todo en la vida habrá quién abandone a las primeras de cambio, otras en cambio se implicarán en este proyecto de auto conocimiento y otras cuantas llegarán más tarde fruto del boca a boca y los comentarios en redes sociales, periódicos, y otros medios.

Mi filosofía es sencilla, aprovecho todos mis recursos para aprender y si alguien me puede aportar un conocimiento o la solución a un problema estoy siempre dispuesto a aprender y a mejorar. La experiencia en nuestro día a día de probar, ensayar, copiar y avanzar hace que nuestro camino sea más llano, sin dolores ni problemas de salud.

Tengo la certeza de que todos aquéllos que pongan en marcha todos los conocimientos que van a descubrir en esta obra recuperarán su salud, sonreirán, mejorarán sus vidas y serán mejores personas. Puedes progresar al ritmo que desees, no es cuestión de pasar exámenes ni nada por el estilo, se trata de disfrutar, de vivir más y con mayor calidad de vida, de vencer la enfermedad y vivir siempre en armonía con la naturaleza, con la vida.

A PROPÓSITO DE ESTE LIBRO

La idea es transmitir todo este conocimiento con la esperanza de que llegue hasta el último de los hogares, hasta el último de los habitantes de este planeta, pues la meta es ayudar a cada uno a encontrarse a si mismo, a saber cuidar el cuerpo en armonía con la naturaleza y vivir según las leyes naturales.

Bien es cierto que el clima de estos tiempos no invita a la reflexión y cada persona solo mira por si misma, y es por ello que intentaré arrojar luz para todos aquéllos que estén perdidos o deseen un nuevo comienzo.

Todo el saber que encierran esta páginas son el resultado de la experiencia personal, del estudio y lectura de otros sabios; nada he inventado y seguramente muchas de las cosas que leerás ya forman parte de tu experiencia. En cualquier caso cuando escribo sobre sanación natural hablo de vivir de la experiencia de prácticas que son sanas, de hacer cosas en tu rutina de vida que te ayuden a vivir mejor, de forma saludable.

La sanación natural es el camino mas rápido para tener conciencia personal y ayudar a los enfermos a recuperar la salud. Una persona en buenas condiciones físicas y psíquicas cuidará siempre de si misma y cuidará de este planeta ayudando siempre a mantenerlo limpio.

En esta guía hablaremos un poco sobre la Permacultura, pues para obtener la salud integral la debemos incorporar a nuestras vidas y vivir la experiencia del auto-conocimiento. Como es un campo muy extenso me limitaré en el último capítulo a describir por encima que es y que es lo que puede hacer por nosotros esta ciencia.

Quisiera el autor que la lectura de esta obra fuera amena y que pudiera seducir al público, mas siendo realista, entre mis virtudes no está la de utilizar la lengua como los grandes escritores. Dicho ésto espero que la información sea fácil de comprender y a la postre sea usada para beneficio particular de cada uno, pues ese es el verdadero motivo de esta guía, abrir los ojos de las personas, hacerlas ver que hay otras alternativas y en la medida de lo posible comenzar a cuidar este planeta que lleva ya mucho tiempo diciéndonos que necesitamos mejorar nuestros hábitos de vida y cuidar nuestro mundo, pues no tenemos otro.

LAS IDEAS PRECONCEBIDAS

Desde que nacemos nos educan de una determinada manera, nos inculcan valores, reglas de comportamiento, normas de vida,etc, y cada uno de nosotros sobrevive a esa sobrecarga de información y de estructura social de una forma diferente; todos somos iguales y sin embargo cada individuo es inexplicablemente diferente del resto. Con los años estas diferencias se remarcan hasta crear una atmósfera a veces irrespirable para la persona y para el conjunto de la población.

Lo podemos ver a nuestro alrededor, no hace falta ir lejos para ver que diferentes somos a pesar de tener todos las mismas inquietudes. Hombres y mujeres de cada pueblo, ciudad, país, continente, en cada hogar, en cada edificio de apartamentos.

Un tema a tratar entre varias personas nos dará una idea de como cambia el parecer de unas personas a otras, entonces, ¿ como intentar crear un criterio común ?, ¿ como sensibilizar a las personas para crear un mundo mejor, una cultura sostenible y un cuerpo sin enfermedad?.

Muchos intereses existen desde la industria para hacer que el consumo de no importe que producto llegue hasta nosotros. Una sociedad dividida y agasajada por una increíble cantidad de publicidad y guiada por unos dirigentes a los cuales solo les interesa su enriquecimiento solo puede generar malestar, desconfianza, pérdida de valores morales, hospitales llenos hasta la bandera y un planeta que hace tiempo muestra los síntomas de su agonía sin que nadie o casi nadie haga nada por remediarlo.

Con mi aportación espero ayudar a abrir los ojos a más de uno, eso espero. Un cuerpo sano, una mente sana, una persona que se cuida,cuidará el planeta como a si mismo.

En el transcurso de la lectura intentaré con razones lógicas erradicar conceptos que están en mente de casi todos, conceptos básicos para empezar a cambiar la actitud y el modo de vida del enfermo. Es fácil de comprender que si empezamos a hacer algo mal por lógica no puede acabar bien.

Muchas son las cosas que deben de cambiar en la mente de una persona si ésta quiere sanar, pues el camino que nos han enseñado está plagado de mentiras, falsas verdades y tupidos velos que nos hacen estar perdidos y seguir conceptos erróneos.

COMO ESTA ORGANIZADO ESTE LIBRO

Hablaremos de la sanación natural, de todo aquello que hacemos mal y de todo lo que debemos hacer para no caer en la enfermedad. Cada artículo es importante y abre el camino para el entendimiento y la comprensión; hablaremos del cuerpo de la mente y del alma. Hablaremos de la respiración, de conceptos extrasensoriales, de ideas que probablemente no hayas oído nunca hablar.

Hablaremos un poco también de la Permacultura, de como la tierra nos da todo lo que necesitamos y de como nos podremos valer de ella para vivir acorde a las leyes del ecosistema y vivir en armonía con el planeta, con la vida, con nosotros mismos.

A QUIEN VA DIRIGIDA LA OBRA

En principio a todo el mundo, a todos y cada una de las personas que habitamos este maravilloso planeta. No dejará indiferente a nadie. A los enfermos les ayudará a sanar, a los que piensan que están sanos a reconsiderar y vigilar su estado físico actual, a los médicos para actualizar sus herramientas de diagnosis, a los profesores y a los padres para enseñar a los niños desde pequeños que hacer para nunca enfermar.

Para los amantes de la naturaleza y el auto-conocimiento será un placer poner en práctica los consejos e ideas que van a encontrar y a los que aún no se han acercado al maravilloso mundo de la sanación natural es posible que empiecen a tocar la tierra, a sentirla y a amarla.

EXPERIENCIA PERSONAL

Antes de entrar en materia me gustaría hacer una breve exposición de mi experiencia para una mejor comprensión del lector.

Como todos los niños de mi época he sido criado con los conceptos que regían en nuestros tiempos y hablo de la España de después de la dictadura. Sin entrar en detalles personales decir que las enfermedades eran muy comunes, igual que hoy en día y que ningún niño ni adulto estaba exento de pagar el peaje. Paperas, varicela, vegetaciones, catarros, gripes, y un largo etc, de penurias eran como hoy el pan nuestro de cada día.

Como todos los demás a mi también me tocaron y llegué al servicio militar sin tener nada claro del porqué la enfermedad tocaba a mi puerta. Fue a partir de esa época cuando empecé verdaderamente a plantearme que debía de haber algo que yo pudiera hacer para evitar caer en esa espiral que siempre me acompañaba, catarros y mas catarros y dolores gastrointestinales y diarreas y etc, etc.

Antes de entrar el el ejército yo trabajaba en una farmacia por lo que a mis 16 años tenía un conocimiento amplio de que eran los medicamentos, sus componentes y para que servían, no en vano era asiduo a ellos cuando así lo requería el trastorno de turno. El deporte y la actividad física siempre me han acompañado desde que era pequeño hasta el servicio militar y fue allí cuando caí varias veces enfermo, cuando mis ojos comenzaron a abrirse.

Cada vez que visitaba al médico, éste tenía después de su diagnóstico dos pastillas blancas, una pequeña y la otra más grande. Todos mis compañeros fueron tratados igual que yo y todos comieron sendas pastillas cuando la ocasión así lo requería. Daba igual si ibas por un catarro que por otra cosa, allí tenias dos pastillas y con ellas todos volvían a sus quehaceres.

En la vida civil yo trabajaba con miles de medicamentos, en el ejército con dos pastillas y con todo ésto empecé a plantearme muchas cosas. Así que poco a poco cuando caía enfermo comencé a probar por distintos medios como salir del bache, de curarme sin tomar nada; fruto de mi buen hacer y de probar cosas nuevas como el ayuno, masticar bien, comer natural y un largo etc, del que más adelante hablaremos, una nueva etapa surgió en mi vida.

Los días pasaban, las semanas corrían, los meses avanzaban lentamente y con el transcurso de los años mi vida pasó paralela a la de todo el mundo, salvo por el hecho de que la enfermedad me había abandonado, tal cual.

En esta guía de sanación atural quedará el reflejo de mi experiencia, todo el saber que he atesorado para mi y que poco a poco he ido descubriendo a mis hijos, a mis íntimos. Fruto de nuestros tiempos y de la globalización me he decidido a compartir con todo aquel que esté interesado todo este saber que he acumulado con el pasar de los años, con puntos y comas, espero que lo disfruten.

COMO EMPIEZA TODO

Aunque en estos comienzos no entre de lleno en materia y hable de cosas que puede que no entiendan o no estén de acuerdo, tomen calma pues más adelante y con la lógica por delante iremos desgranando todo el saber y los conceptos que vamos a tratar. Es importante ir paso a paso y comenzar a absorber toda la información de una forma pausada, lentamente, de nada vale correr aquí.

De todos es conocido el esfuerzo que todas las familias tienen a la hora de proteger a su bebe recién nacido de todo aquello que creen que le puede hacer mal. Nadie es consciente de que un bebe es pequeño pero igual que el resto de las personas, es más, su fortaleza es superior a la de sus padres. La ignorancia de los jóvenes padres y mas aún la de sus abuelos les lleva a sobrecargar de ropa a los pobres bebes que sin poder hacer nada están sofocados por tanto abrigo y falta de aire fresco. Así empiezan nuestros primeros problemas de salud, nuestras primeras dosis de medicamento para tratar fiebres y demás.

Parece que nadie tenga un criterio acertado a la hora de definir si el bebe debe de dormir boca abajo o boca arriba, si hace viento abrigarlo más o menos, si darle el pecho un mes, seis o quitarle la teta desde el inicio.

Así que en nuestros primeros días comenzamos con problemas y éstos continúan en nuestra infancia, solidificándose y haciéndose más graves, más crónicos, y nadie parece estar al tanto de lo que debe de hacerse sino ir al doctor y pasar por el consabido diagnóstico y posterior cata del medicamento de turno.

Más adelante nombraré los motivos que nos hacen enfermar y por supuesto lo que debe de hacerse para salir del paso, para re-establecer la salud pero ahora lo más importante es tener claro como empieza todo.

ACTITUD CUESTIONADORA

Una vez que empecemos la lectura y puesta en práctica de todo este saber la actitud cuestionadora será la primera barrera que deberás atravesar para comenzar nuestra sanación. Este camino no se parece a ninguno que hayas conocido y si decides recorrerlo has de comprometerte con todos y cada uno de los enlaces que vas a leer.

Cuando empezamos a preguntarnos cosas, el porqué de todo, empezamos sin darnos cuenta a ser libres, a desprendernos de la niebla, a percibir conceptos que antes no queríamos ver o no podíamos. Como todo en la vida la fe es importante, por lo que si crees será más fácil aunque con la lógica por delante llegues igual a la meta aunque eso si, más tarde. Es importante la experiencia, el conocimiento adquirido de nuestra búsqueda personal, no todo vale.

Debemos ser conscientes constantemente, muy fácil de decir pero complicado sino ponemos la suficiente atención. Podemos comenzar a ver a los animales como maestros de la vida y de la sanación. No son muy diferentes a nosotros, básicamente hacemos las mismas cosas a nivel físico; ellos están siempre al corriente de su alrededor y de todas las señales que su organismo les envía, además de la intuición.

Debemos empezar a leer, a consultar puntos de vista de otras culturas aunque no sean tan instruidas en cuanto a terminologías, ciencias y otras materias que tenemos en nuestro sistema de vida capitalista; Existen hoy en día tribus aisladas del mundo moderno, poblaciones a 5000 metros de altitud donde se rigen según sus normas y no tienen ningún avance de nuestra civilización. A medida que entendemos como somos, lo que necesitamos y como dirigir nuestro esfuerzo en beneficio de nuestra salud todo va bien, misteriosamente los problemas desaparecen.

Así que sea el que sea tu problema en la vida, ya sea personal, económico, de salud, etc, comienza a entender que una actitud cuestionadora te va a ayudar a salir adelante, además de otras cosas que vamos a aprender.

SANAR ES MUY FÁCIL SI SABES LO QUE HAY QUE HACER

Capítulo interesante a estudiar detenidamente pues como veremos más adelante es de suma importancia; seguro que te parecerá ampuloso el título, sanar es muy fácil, y es cierto. Aprenderemos todo lo que hay que saber para mantener el cuerpo sano y como vencer la enfermedad, el dolor, el problema, sea cual sea su origen.

Si tomamos como referente nuestros malos hábitos de vida deberíamos saber que por lógica todos nuestros excesos de alguna manera pasan factura a nuestra salud. Este es un tema a profundizar ya que en él se encuentran muchas respuestas a todo lo que nos pasa; cada persona vive de un modo diferente y utiliza los recursos también de modo distinto. Más adelante hablaremos de lo que es el comportamiento correcto, lo que se debe de hacer para vivir con una buena calidad de vida mas ahora centrémonos en los malos hábitos y los excesos.

Cada uno de nosotros sin saberlo y debido a que tenemos un gusto o una preferencia distinta para hacer cualquier cosa, pasamos de largo a la hora de cuidarnos; bien sea por ignorancia, por que nos da igual, por que estamos enfadados con nosotros o con el mundo, por mil y una razones adquirimos malos hábitos que nos hacen enfermar:

- Vida sedentaria, falta de ejercicio y/o actividad física

- Exceso de dulces, golosinas, bombones, tartas, pasteles, etc, etc,

- Uso excesivo de cremas, pomadas, aceites, etc, etc

- Alimentación inapropiada y/o mal masticada

- Exceso de abrigo y mala elección de la ropa

- Drogas, alcohol, tabaco, etc, etc

Podría continuar enumerando todos y cada uno de los malos hábitos que hemos creado a nuestro alrededor pero no solucionaríamos nada, pues cada uno sabe en que medida utiliza los recursos de los que dispone, su tiempo incluido.

De momento hemos aprendido algo importante, " ESTAR SIEMPRE CONSTANTEMENTE CONSCIENTE." El siguiente punto a aprender como ya habrás adivinado es "CORREGIR NUESTROS HÁBITOS DE VIDA," nuestros excesos. Una vez que empezamos a tratar nuestro cuerpo como se merece, sin tropelías, sin abusar de su fuerza, sin desgastarle por el consumo inapropiado de substancias químicas, comenzaremos a sentir cosas, mejoría de la salud, señales diferentes de las que el cuerpo nos hace partícipes cuando hay algún problema.

SEÑALES

En este capítulo trataré de explicar algo muy difícil de hacer comprender pues con el tiempo y hablando con las personas que tienen problemas he visto que existe de forma generalizada una ignorancia a la hora de percibir las señales que nuestro cuerpo nos envía y de lo que debemos hacer para solucionar futuros problemas.

En efecto cada vez que algo no marcha bien de alguna manera el organismo se manifiesta. Si nos damos un golpe sentimos dolor, si metemos la mano en agua hirviendo sentimos su efecto, cuando estamos resfriados sentimos los síntomas propios del catarro, cuando corremos hasta el límite sentimos nuestro corazón desbocado a mil revoluciones, y así con un millón de causas y efectos nuestro cuerpo nos da la alerta y/o aviso de como están las cosas en nuestro interior.

Estar constantemente consciente se refiere exactamente a ésto, a estar receptivo 24/24, 7/7. 24 horas al día 7 días a la semana. Debería de ser algo natural y fácil y sin embargo nuestros hábitos de vida nos nublan nuestro criterio y estamos más ocupados en nuestras trivialidades cotidianas que en escuchar a nuestro cuerpo y en vivir con arreglo a las leyes naturales.

Entraremos más adelante en materia en lo que se refiere a causa efecto de nuestros problemas y a su posterior diagnóstico y puesta a punto de manera natural, mas ahora es de suma importancia grabar en nuestra mente estos conceptos tan importantes pues son la base de esta guía. Capítulo a capítulo iré poniendo en mayúscula todos los conceptos que te ayudarán a ver la vida con otros ojos, a comprender que son cosas pequeñas las que te servirán para estar sano.

Sin duda será revelador para ti vivir la experiencia de superar cada día los problemas físicos y mentales a los que la vida nos hace partícipe. De hecho es con la experiencia personal que todo toma un significado, me explico. Si lees esta guía como si fuera un libro más, una lectura, una forma de pasar el tiempo y además esperas que la solución a tus problemas venga de la mano de una varita mágica, una poción desconocida o algún otro ingenio o pastilla de color, habré fracasado como vector de transmisión del saber. Solo la experiencia de aplicar todos y cada uno de los conceptos que vas a leer te llevarán al éxito, a ver la vida con el color de la belleza, de la admiración por las cosas mas ínfimas que probablemente no hayas visto en tu vida, de los detalles pequeños, de la mirada cómplice, del deseo por vivir.

Decíamos antes que es muy fácil sanar si sabes como y es cierto, solo tienes que seguir las instrucciones.

Así que las señales se convertirán desde ahora en nuestra alarma más importante, el sonido que nos despertará de nuestro sueño en el que vivimos y que no nos deja ver lo importante.

Cuando hablemos del cuerpo detallaremos su funcionamiento y de como está formado pero ahora interesa saber que el cuerpo esta dirigido por una red nerviosa increíble y que todo lo que nos pasa a nivel físico, cada sensación, cada impulso, todas las señales nos indican algo, el inicio de que algo está pasando o que va a pasar.

Si sabemos que hacer cada vez que sintamos ese algo que aparece y que somos capaces de sentirlo por que estamos totalmente conscientes de lo que nos pasa en nuestro interior, la solución será tan fácil que antes de coger un catarro podrás evitarlo, cada problema que se presente será compensado y eliminado.

Hay señales de todo tipo:

- Caída de cabello

- Manchas en la piel

- Aspecto general, uñas, etc

- Pinchazos

- Verrugas

- bultos

- granos, verrugas,etc, etc,

- dolores

- sensaciones de opresión,

- estrés, etc

Cada vez que el cuerpo se manifiesta nos indica algo y está en nuestra mano el poder corregirlo y/o evitarlo. Antes de iniciar este viaje, esta experiencia, debes de eliminar de tu vida viejas creencias, viejos hábitos y abrir los ojos y el entendimiento; éste es el verdadero mensaje que encierra esta guía, hacer que tomes las riendas de tu vida, crear conciencia, ser capaz de administrar tu vida de manera prácticamente autónoma.

La mayoría de nosotros pensamos que estamos sanos y no es así. Son múltiples las señales que nuestro cuerpo nos envía para decirnos que si no cambiamos nuestros hábitos de vida en el futuro enfermaremos. Generalmente hay dos problemas comunes a todo trastorno físico seamos o no conscientes: la diarrea y el estreñimiento. Pese a que aparentemente pienses que estás bien, si tienes alguna de estas señales puedes comenzar a reflexionar pues sin saberlo estás enfermo; falta de vigor, mal humor por la mañana, olores nauseabundos en el baño, aspecto general desaliñado, color de uñas, etc, etc, son algunas de las señales que acuden a nuestra vida para decirnos que no estamos bien y que debemos empezar a cuidarnos para no entrar en una enfermedad crónica y difícil de gestionar.

Si cada vez que tenemos cualquiera de estas señales tomamos medicamentos para subsanar estos síntomas tenemos dos problemas. El primero es que no estamos haciendo nada para solucionarlos y el segundo que nuestro cuerpo verá introducidas substancias químicas difíciles de expulsar al exterior. Las drogas aparentemente eliminan los síntomas, duermen los nervios, hacen que desaparezcan los dolores pues con los nervios dormidos aparece la sensación de mejoría y sin embargo nuestra vida comienza a verse inmersa en la toma de medicamentos, en la visita regular de nuestro médico de cabecera. Es fácil de entender que si no tomamos medicamentos nuestro cuerpo podrá eliminar los desechos de nuestro organismo de forma rápida y fácil si le ayudamos con la dieta adecuada.

A medida que crecemos y vamos enfermando y vamos consumiendo drogas, nuestro organismo se va colapsando y añadiendo a nuestra vida nuevos síntomas, nuevas señales, dolores, etc y entramos en el círculo vicioso de la enfermedad.

Es difícil salir de este problema si no somos capaces de pensar por nosotros mismos, sino somos capaces de administrar nuestra vida de forma natural. En el espacio en blanco puedes escribir las señales que han aparecido en tu cuerpo, las que sientes y las que ves. Es importante escribir las cosas pues nos ayudan a reflexionar mejor.

MÉDICOS Y MEDICINAS

He creído oportuno crear este capítulo para poner las cosas en su sitio y sobre todo para que tengas conciencia de lo que necesitas y de los medios que existen para llegar sanar.

Es evidente que no hace falta hablar de lo que representa la medicina en nuestra sociedad ya que todos y cada uno de nosotros estamos amarrados a este barco si me permiten la expresión.

Generaciones de estudio del cuerpo humano y de los compuestos químicos que afectan a cada órgano del cuerpo han creado un sistema, un marketing en el que no han dejado nada al azar. Quizás te preguntes para que sirve tanta palabrería si al final tu camino te lleva siempre a ver al médico de turno a tratar la dolencia de turno.

LIBRE ALBEDRÍO, eso es lo que tenemos desde que nacemos y con él debemos de superar las pruebas que nos pone la vida por delante. La salud natural es maravillosa, es un camino de auto-conocimiento sin par y sin embargo hay veces que la situación lo requiere y hace falta otro tipo de profesionales. Utiliza su saber, sus instalaciones, sus drogas si no hay otro camino, es fácil, no?

No se trata de negarse a utilizar los recursos de los que por suerte somos beneficiarios sino de pensar por nosotros mismos de administrar nuestra salud de modo natural y si la ocasión así lo demanda ponerse en manos del médico y de su ciencia.

Dicho ésto el enfermo deberá tomar una decisión en todo momento una vez que tenga a bien seguir la experiencia de sanación que le propongo:

- Continuar con su anterior tratamiento diagnósticado por su médico

- Abandonarlo para comenzar una puesta a punto desde cero

- Compartir ambos caminos aún a riesgo de no alcanzar el éxito de la sanación

Y ésto es lo que en verdad es lo mas difícil querido lector. Es muy fácil hablar cuando se está sano, cuando todos los sistemas funcionan, cuando tu vida te pertenece; ahora bien, que puede hacer un enfermo crónico en su etapa final, en cuidados paliativos, sin fuerzas, sin recursos, desahuciado, esperando lo inevitable.

Y no solo éste, sino todos y cada uno de los casos de los que podríamos hablar y de los que están llenos los hospitales.

Seguimos adelante asimilando conceptos y más adelante veremos referencias de lo que debemos hacer en todo momento, mas el inicio de toda sanación es la EXPERIENCIA PERSONAL, solo el enfermo es capaz de salir de sus sombras, de su crisis, de su encierro. De nada sirven recetas, medicinas, pócimas, atajos y ese largo muestrario de falsas soluciones que lo único que consiguen es aligerar el bolsillo del necesitado.

Este camino lo tienes que andar tu, te enseñaré como hacerlo, cuando y donde, te diré todo lo necesario para que lo pongas en práctica, pero tendrás que hacerlo tu; no será nada parecido a lo que llevas haciendo hasta la fecha, no tendrás que tomar nada especial ni creado por el hombre. El camino de la sanación viene dado por la simplicidad del método, de vivir acorde a la naturaleza, de saber qué hacer en todo momento, de sentir e interpretar las señales que nuestro cuerpo nos da cuando algo está funcionando mal y poner los medios adecuados para que no nos afecte.

Básicamente esa es la receta que me ha hecho estar sano, no enfermar y mantener mi cuerpo en buenas condiciones de trabajo, sin dolores, sin molestias. Dentro de poco y si pones en práctica todo lo que vas a aprender también tu estarás así; el conocimiento de nosotros mismos empieza cuando estás constantemente consciente y haces las cosas bien.

Saber lo que tienes que hacer está muy bien, pero también es necesario "SABER LO QUE NO TIENES QUE HACER" y sobre todo que hacer cuando lo has hecho.

A partir de aquí es cuando empiezas a aprender, es cuando tu cuerpo va a empezar a mejorar; sea cual sea tu enfermedad si pones en práctica todo este saber, empezarás a estar mejor, tu humor mejorará cuando te encuentres bien, la luz de la vida te acompañará cuando estés en armonía con el mundo, contigo mismo.

Ten en cuenta que la "PREVENCIÓN" es el mayor activo para mantenernos sanos, por lo que todo este conocimiento que vas a adquirir te será muy útil para mantener tu salud y tu vida limpias, como siempre debieras de haber estado.

Seguramente tu preocupación ahora mismo sea reparar tu cuerpo, pero has de saber que para tener una salud perfecta, integral, también tu mente y tu alma han de estar en armonía con el cuerpo, de nada sirve tener un cuerpo sano si no hay un equilibrio en tu vida.

Escribe las experiencias que has tenido con la medicina, con los médicos; las enfermedades que has tenido, todos los problemas físicos y todos los medicamentos que tomas y/o has tomado. Ver todo el esquema en conjunto te ayudará a ver en que estado estás y te dará una idea de la química que has introducido en tu organismo.

EL CUERPO

Aunque hay bibliotecas llenas de miles de libros que detallan minuciosamente el cuerpo humano y su funcionamiento, creo que aún se pueden aportar cosas al respecto, pues o bien desconocemos como funciona nuestro organismo o no nos han ayudado a comprender como hay que mantenerlo.

Tenemos que considerar nuestro cuerpo como un único vehículo que poseemos desde que nacemos hasta que dejamos de respirar y que el resultado de nuestro uso y mantenimiento será proporcional a nuestro estado de salud.

Podríamos decir que es una máquina perfecta, hay numerosos mecanismos que hacen milagros constantemente; cada cosa que realiza lo hace de manera efectiva. Desde las uñas de los pies hasta el cuero cabelludo todo está conectado, no somos por ejemplo como un coche, que si por ejemplo le cambiamos la batería ya está reparado.

El cuerpo depende entero de si mismo, cualquier cosa que le afecta lo hace a su conjunto, por eso tengas la enfermedad que tengas no debes de mirar el problema en algo concreto, (los síntomas que tu cuerpo te transmite), sino como la falta de salud general, (la causa que ha originado los síntomas que sientes). Cada vez que nuestra salud empieza a fallar el cuerpo nos manda señales, síntomas. Cada vez que nuestra salud se ve alterada es por una acción determinada y las señales o síntomas que nos alertan solo son éso, señales. Es muy importante no pasar de largo ante este concepto base pues implica cambiar todo el tratamiento que has recibido hasta la fecha.

Explicaré ésto con más detenimiento; cuando enfermamos vamos al médico y éste nos hace un diagnóstico en base a las señales que tenemos y nos receta un medicamento que ataque y suprima ese síntoma, muerto el perro se acabó la rabia, no?

Éste es un error de base pues se debe acudir siempre a la base del problema, al hecho por el que el organismo recibe esas señales, al comienzo de nuestro trastorno. Si en lugar de atacar el síntoma con química dirigimos toda nuestra atención al porqué de dicho problema y ponemos en marcha los recursos que vamos a aprender, veremos que así como surgió el problema así desaparecerá.

Tenemos que conocer nuestro cuerpo, saber interpretar las señales que constantemente nos envía, es necesario para su buen funcionamiento. Todo lo que necesita está en nosotros mismos, en la naturaleza, el sol, el aire limpio, el agua fresca, los alimentos naturales, etc. A medida que nos alejamos del medio natural empeoramos; la vida de consumo en la que vivimos constantemente nos aleja del medio natural y nos hace cambiar nuestros valores básicos.

Al cuerpo le afecta todo y sobre todo "LA TEMPERATURA," este hecho es de por si el más significativo de todos; tenemos que estar siempre al tanto de nuestra temperatura y tomar las medidas necesarias para que no nos enfriemos; hay muchas razones por las que el cuerpo puede desestabilizar su temperatura externa e interna.

- Exteriores:

- las altas y bajas presiones

- uso indebido de la ropa, sobrecarga de abrigo, etc,

- Interiores:

- el consumo de materias nocivas o en mal estado.

- mala masticación del alimento y su posterior digestión, etc

Nuestro cuerpo puede de repente por diversos motivos perder su temperatura y entrar en lo que llamamos desequilibrio térmico; lo vemos muy a menudo cuando en un segundo pasamos de estar bien a entrar en fallo estructural, generalmente con los síntomas de un catarro común.

Repetiré este concepto para que quede perfectamente claro. Muchas enfermedades se inician con un cambio brusco en nuestra temperatura corporal, cambio que puede venir debido al tiempo atmosférico, al consumo de nutrientes en mal estado y otras substancias, al exceso de ropa, etc, y este cambio de temperatura hace que entremos en un desequilibrio térmico.

También debemos de ser conscientes de que cada humano es un ser extraordinario, es decir, hay personas que por su propia naturaleza son más fuertes, más longevos, más resistentes; ésto hace que si tomamos como referencia nuestras pulsaciones veremos que hay individuos extraordinarios que tiene las pulsaciones muy bajas. Dicho ésto, hablaremos del resto, del público general que no tiene nada de extraordinario y que como regla general todos nuestros parámetros de pulsaciones de corazón, etc, son normales y comunes a todos nosotros.

Tanto en el interior de nuestro cuerpo como fuera en el exterior, en la piel, debemos de tener la misma temperatura, 37º y de nada sirve poner el termómetro en la axila, puesto que lo único que nos puede indicar nuestra temperatura interior,(en nuestras vísceras) es nuestro pulso, ya que cuando nuestro organismo está congestionado es el corazón el que trabaja más rápido. El corazón es nuestra herramienta más precisa para que sepamos en que grado estamos de desequilibrio térmico.

- Si consideramos que entre70 y 80 pulsaciones son como norma general las normales en una personal normal y corriente, cuando entremos en desequilibrio de las temperaturas, en fallo de salud, éstas subirán acorde a nuestro nuevo estado.

- De 80 a 90 pulsaciones nuestra temperatura habrá subido un grado, a 38

- De 90 a 100 pulsaciones nuestro cuerpo se elevará otro grado, a 39

- De 100 a 110 pulsaciones nuestro cuerpo elevará otro grado, a 40

- De 110 a 120 pulsaciones nuestro cuerpo elevará otro grado, a 41

- De 120 a 130 pulsaciones nuestro cuerpo elevará otro grado, a 42

Cada vez que nuestro cuerpo se colapsa por cualquier motivo, entra en desequilibrio térmico; todas y cada una de nuestras enfermedades vienen acompañadas siempre por una diferencia de temperatura en nosotros mismos. No podemos meter un termómetro en nuestro interior para saber a que temperatura está nuestro hígado, riñones, etc, pero si podemos tomar buena nota de nuestras pulsaciones y afirmar que cada vez que estamos enfermos, congestionados, faltos de salud hay una serie de elementos, síntomas que nos acompañan. Subida de nuestras pulsaciones, pies y manos fríos, pérdida de vigor, sensación de fatiga, olores nauseabundos en nuestro retrete, etc.

Para que nuestro interior esté a 37º hay que tener en cuenta estos factores:

- El aire, su calidad y forma de respirar
- Los alimentos, su calidad, cantidad ingerida y su masticación
- El aseo diario
- El ejercicio físico o actividad
- El vestido, las prendas que usamos para vivir

Aprenderemos a saber como y cuando usar todos estos elementos, para tener una salud plena. Sabemos que el cuerpo procesa el aire, el agua, el sol y los alimentos y los convierte en otras sustancias para el buen funcionamiento de todos los sistemas. La alquimia de nuestro organismo transforma todo lo que entra en nuestro cuerpo y lo convierte en sangre, plasma, células, y un largo etc de substancias necesarias para que todos nuestros sistemas funcionen a la perfección. Es lógico pensar entonces que si nuestra forma de vida es sana y saludable y consumimos alimentos, aire y agua de calidad nuestras vidas serán mejores.

Si los alimentos son de calidad y bien masticados, el estómago los procesa sin esfuerzo alguno, coge lo que necesita y el resto lo desecha por el intestino, los riñones y la piel, de forma natural a 37º, los mismos que debemos tener en la piel.

La piel es nuestro órgano más grande y como el resto de sistemas es vital; es porosa y a través de ella nuestro organismo coge para si lo que necesita del sol. Además el cuerpo utiliza la piel como medio para expulsar de su interior las materias insanas, las impurezas, los desechos que introducimos.

Si nos cubrimos en exceso, si no ventilamos nuestra piel adaptándonos a la temperatura ambiente, si introducimos agentes químicos de naturaleza sospechosa, medicamentos, drogas, etc, si nos cubrimos con cremas de belleza, aceites, etc, etc, es lógico pensar que el cuerpo nos avisará de que de seguir así enfermaremos.

Es de capital importancia que comprendas que todos estos conceptos son de suma importancia, no podemos pasar de largo en la lectura sin paladear estas palabras y comprender su significado aparentemente de fácil comprensión.

Todo esto afecta al funcionamiento de nuestro organismo que constantemente nos manda aviso de que las cosas que no se están haciendo bien; nuestro sistema circulatorio está lleno de tuberías y ramificaciones que transportan la sangre por todos nuestros sistemas y que llegan justo hasta la piel.

Es importante saber que nuestro organismo está compuesto de una extensa red de vasos capilares, sanguíneos, que conectan nuestro interior con la piel y es a través de ellos que la sangre viaja llevando consigo todo, incluso los desechos que el cuerpo absorbe y no puede echar de otro modo, y si la piel está cerrada por cremas o abuso de abrigo, falta de transpiración, etc, ésta no puede ser calentada por la sangre ni eliminar los desechos que la sangre lleva consigo.

El resultado es que la sangre vuelve con los desechos sólidos y gaseosos capaces de desestabilizar nuestra temperatura y nuestro buen funcionamiento, alojándose allí donde más fácil encuentra el camino, unas veces subiendo en forma gaseosa hasta nuestro cerebro y otras alojándose en nuestro cuerpo de forma sólida en quistes de naturaleza desconocida.

Cuando la piel está saturada por falta de transpiración, exceso de cremas y de ropa no puede realizar una función básica como es la de transmitir el calor que absorbe del exterior a los vasos sanguíneos ni la de poder eliminar los desechos que por la sangre son transportados, por lo que la primera señal que observarás en tu cuerpo es la falta de calor en manos y pies; si tienes manos y pies fríos hace tiempo que tu cuerpo te ha mandado señales varias de tu desajuste, de tu problema de salud y debes de saber que tu cuerpo está congestionado.

A través del aseo diario, con la actividad física y una buena ropa que permita ventilarte comenzarás a sentir mejoría en tu estado general. Son muchas las cosas que te dicen que tu salud está radiante: buen ánimo desde que te levantas, duermes del tirón, vas al baño regularmente y las heces no huelen, son compactas y tienen un aspecto y textura homogéneo, tienes apetito, ganas de hacer ejercicio y fortalecer tu cuerpo, tienes ganas de vivir. Cuando tienes el cuerpo sano es así como te encuentras y voy a enseñarte todo lo necesario para que disfrutes del placer de vivir.

El cuerpo utiliza varias vías para eliminar los residuos que recibe y debe desechar. A través de los riñones, los intestinos y de la piel. Hay una prueba fácil para saber como la piel saca las toxinas el cuerpo; entra en tu baño y limpia tu cuerpo bien, frota lo que desees, limpia tu cuerpo con mesura y sal a correr, rompe a sudar y vete limpiando el sudor con una toalla blanca, verás que poco a poco de tu cuerpo salen materias de color obscuro que van manchando la toalla y que acaba sucia entera de un color poco agradable al final de la carrera.

Así es nuestra realidad, nuestro cuerpo transforma todo aquello que le metemos del exterior y expulsa si puede lo que no necesita y le hace mal. Una vez que aprendemos a saber que introducimos y a saber como ayudarle a expulsar estas materias, nuestra salud mejorará, tal cual.

A través de la sudoración y de la transpiración el cuerpo saca muchas toxinas, no todas, por lo que el ejercicio y la actividad física son de necesario cumplimiento, además de ayudarnos a fortalecer nuestro sistema locomotor y sentirnos mucho más fuertes.

Podemos ahora estudiar todas y cada una de las partes del cuerpo en cualquiera de los millones de libros en los que se disecciona al ser humano con amplia variedad de colores, pero para recuperar la salud de nada nos servirá aprender nuevas palabras ni saber como se llaman cualesquiera de las enfermedades ni de los medicamentos que el médico nos receta.

LA MENTE

Capítulo sorprendente por lo que vamos a darle una atención especial y a valorar todo su contenido de forma que semos capaces de sentir cada una de las palabras y darles en nuestro interior su justo valor, sin mentiras, sin el ego.

Es mi cometido presentar al lector todo lo necesario para encontrar la salud integral y además ser capaces de pensar por nosotros mismos, no en vano la actitud cuestionadora es parte integral en este proceso de auto-conocimiento.

Muchas enfermedades se originan en la mente y no pocas se pueden solucionar, sanar, curar de igual modo; tenemos en nuestro cerebro una red de conexiones que aún el hombre no ha sido capaz de determinar y que nos da una idea de lo grandes que somos y de lo ignorantes que podemos llegar a ser.

Cuando hablamos del efecto placebo podemos hacernos una idea de lo que la mente es capaz de hacer por nosotros. La sola idea de saber que alguien nos da un remedio para nuestro problema y creer firmemente que esto nos ha dado la solución, es suficiente para que el paciente deje de sentir ciertos síntomas y vuelva a casa sin dolores.

Somos como una flor, el tallo y las hojas son el cuerpo, la flor es la mente y su fragancia es el alma. La mente nos acompaña en nuestro camino, la usamos para pensar, calcular, amar, etc. Su trabajo es muy importante, tanto es así que su buen uso hace que junto a un cuerpo sano seas feliz y desprendas tu propia fragancia.

Cuando pasamos las etapas de nuestra vida, la mente se va condicionando con todo lo que se va encontrando, ambiente, normas y prejuicios y llega un momento en el que perdemos un poco o mucho quienes somos realmente y olvidamos que es lo que necesitamos para ser felices.

La mente ha de ser una herramienta que usemos a nuestro antojo, no podemos dejar que nos gobierne a sus anchas, que nos domine y seamos sus esclavos. Si te dejas dominar por tu mente tenemos un grave problema, debemos de ser capaces en todo momento de estar en paz, de no pensar en nada, de dirigir nuestro pensamiento hacia aquéllo que deseamos y no entrar en barrena cuando la mente de forma caprichosa nos condena nuestros actos y nuestras acciones.

Hay varias formas de recuperar el norte y tener a la mente en su sitio como por ejemplo la respiración, el cálculo, cantar, contar, etc, etc,.; a través de la respiración nuestro pensamiento se canaliza y somos capaces de dirigir la mente. De nada sirve tener una salud física óptima si la mente nos gobierna y no nos deja vivir. Cantar, hacer cosas que nos gustan, etc, son acciones que nos tienen absortos y que hacen que la mente esté tranquila.

Tenemos en la naturaleza un abanico enorme de colores, sensaciones, un mundo para que la mente esté en su sitio. Hay un millón de cosas que hacer para que nuestra mente esté quieta; cada persona es diferente, por lo que cada uno deberá poner en marcha cosas diferentes.

Es lógico que si estás pasando por una racha de problemas económicos, familiares o de salud creas que tu mundo se cae a pedazos, que tu existencia de poco vale. Hay que ponerse en pie, actitud cuestionadora, positiva y hacer frente al problema que realmente tenemos.

Analiza la cuestión, utiliza si quieres una hoja en blanco para definir cada cosa que te sucede, en un lado lo positivo, en el otro lo negativo y piensa en la solución más acertada para ese problema en concreto. A lo largo del libro encontrarás páginas en blanco para que a medida que vayas leyendo puedas escribir todo aquello que tengas en tu interior, escribe lo que te venga a la mente y luego analízalo. Cuando leas tus problemas escritos por tu mano verás que la solución llega más fácil. Todo se puede arreglar, solo hace falta tomar las medidas necesarias.

Cuando eres consciente de tu entorno y aprendes a amar a la naturaleza en todo su esplendor sucede el milagro, eres tú, eres feliz, tu mente te obedece, porqué no iba a hacerlo?. Es nuestro calvario de vida en la que poco a poco nos hemos ido adentrando. Nuestro egoísmo particular, nuestra falta de tolerancia y nuestro nivel de vida nos han hecho separarnos de la realidad y no debemos de olvidar que vivimos en la tierra de paso, pues no nos pertenece.

A nivel individual tenemos que ser conscientes de quiénes somos y de lo que realmente necesitamos para ser felices.

Hay muchos recursos para estar bien, para ser feliz; una barbacoa con amigos, una velada con la persona amada, ascender una montaña alta, dejarte fluir en el mar sintiendo el frescor del agua, podría seguir y seguir, son innumerables las cosas que podemos hacer para disfrutar de la vida y mantener a la mente sujeta y solo usarla cuando tu se lo ordenas.

No es fácil hoy en día tener a la mente como aliada pues la hemos dejado a la deriva casi todo el tiempo, fruto de la televisión, la globalización y de todas aquellas normas que nos han agredido desde nuestro nacimiento. Así que nuestra tarea consistirá en aprender día a día a ser nosotros mismos, a tener nuestro propio juicio de las cosas, a arrojar a nuestro ego al fondo del armario.

En esta guía aprenderás todo lo necesario para alinear la mente con tu cuerpo y a aprender que una vez que está bien atada te servirá en todo lo que aún ni siquiera sabes que puede hacer. Si deseas cambiar solo tu puedes hacerlo, es más, para alcanzar la salud integral será necesario que cambies tu forma de vida, tus pensamientos y olvidar esa persona que fuiste una vez para convertirte en tu nuevo yo, esa persona que ha estado siempre a la sombra de tu ego.

Puede ser que tu mente ahora mismo te esté manipulando y pienses que todo esto que estás leyendo son tonterías, pura palabrería. En la práctica hallarás el éxito, no dejes que tu mente ni tu ego te gobiernen; una vez que sabemos atar en corto a la mente tendremos el camino abierto para sanar, para probar cosas nuevas, para abandonar viejos hábitos perjudiciales.

Escribe en la próxima página todas las cosas que tienes en la mente, algo así como si fuera un diario en el que escribirás tu estado de hoy, lo que piensas, las cosas que se te ocurran; en un futuro cercano cuando vuelvas a leer este libro te sorprenderá saber quien eras y en quien te has convertido.

EL ALMA

Es como a la flor la fragancia de la persona. Cuando estás sano y eres dueño de ti mismo, piensas diferente, eres feliz, tu mirada es limpia, tu corazón se conmueve con pequeñas cosas de la vida, tu alma está dichosa.

Cada vez que disfrutas llenas tu alma, cada vez que ríes, que te diviertes, que haces las cosas que te gustan, cada vez que compartes cosas con las personas que te importan; sientes la energía de la vida en cada paso, cuando cruzas la mirada con otra persona, con cada respiración.

Cuando eres feliz, tu alma está dichosa y transmites todas estas sensaciones en tu día a día; ya no miras tanto los defectos ni la vida de los demás, te importa más la vida de todas las especies, tanto animales como plantas, haces el bien sin que te lo propongas. Cuando respiras, cuando tienes el alma dichosa te llenas de amor por la vida,de gratitud por todo y sucede que te quieres a ti mismo, sueltas una fragancia inigualable.

Yo creo decir bien que nuestro papel en esta tierra es llenar nuestro alma de todo lo maravilloso que ofrece este mundo; de que nos sirven tantas riquezas, tantas cosas materiales, tanto dinero, ¿de verdad nos hace falta todo esto?

Cuando eres consciente de tu propio bienestar, de tu salud bien administrada, cuando todos tus sistemas funcionan correctamente, cuando eres feliz y sientes la energía de la vida, no buscas nada, eres receptividad total, tu alma está sosegada dispuesta a llenarse de dicha con todo lo que la ofreces por el camino. Llenarás tu alma cuando estés con los que te quieren, cada vez que hagas algo bueno, cuando tomes un trago de agua directo del manantial, cuando cantes o bailes o sencillamente descanses tumbado en la hierba.

Todos tenemos un don, cosas que se nos dan bien hacerlas, vamos a ponernos manos a la obra, sea lo que sea que se te da bien hacer, vamos a hacerlo. Vamos a aprender que una vez que nuestro cuerpo sea nuestro, sin problemas ni dolores, le vamos a enseñar a cultivar todo lo bueno y necesario para ser felices. En esta vida todo se puede aprender y somos nosotros con nuestros actos los que decidimos abrir determinadas puertas y/o cerrarlas.

Lo primero de todo es activar nuestro cuerpo, eliminar todo rastro de enfermedad, de dolor, de grasa acumulada durante los años. Nuestra mente será nuestra aliada para lograr el éxito de esta empresa aparentemente imposible. Piensa que tu estado de salud se ha ido agravando a medida que pasaban los años y tu seguías con tus viejos hábitos de vida que siempre te han llevado al camino en el que hoy te encuentras. Vamos a aprender a desear algo con ganas, con fuerza, a ordenar a nuestra voluntad hacer todo aquéllo que le digamos.

Vamos a comenzar a incorporar la energía en nuestra vida, energía de amor incondicional, energía que proviene del aire, de la materia, del espacio, del amor. Puede que estos conceptos te suenen raros, lejanos, pero son la base de tu existencia, solo que tu llevas mucho tiempo aislado y solo. Es cuando nos llenamos de energía de amor incondicional cuando nuestra alma se abre completamente, cuando suelta un aroma difícil de encontrar, divino. No se puede comprar, no hay que viajar lejos para conseguirlo, tan solo debes de cuidar de ti mismo y hacer todo lo que en esta guía vas a aprender.

El camino será duro, tendrás que poner a prueba tu capacidad de tomar nuevas atribuciones, nuevas ideas y conceptos, nuevas decisiones. Tus prioridades deberán de cambiar, tus Hábitos de Vida. Tienes que olvidar a la persona que eres y prepararte para el comienzo de una nueva vida, de una nueva persona.

Seguimos incorporando conceptos y aprendiendo que hay un camino distinto que no sabías que existía pero que está al alcance de tu mano y que es gratis, es natural y que te llenará la vida de todo lo bueno que desees. Escribe las cosas que realmente deseas, las cosas que te gustaría hacer si pudieras.

LA RESPIRACIÓN

Cuando aprendes a respirar descubres que algo cambia, que tu diriges tu organismo, que no es solo meter y sacar aire. Respirar es un acto que aparte de ser necesario has de ser consciente de que le trabajas. le marcas su ritmo, su intensidad, notas como se introduce, tu le diriges y le mandas al abdomen o a los pulmones.

Cuando la mente no te deja en paz el simple ejercicio de contar respiraciones ya la deja a tu merced, usa este simple ejercicio para empezar a aprender a respirar y además tener amarrada a la mente en corto.

Cuando eres consciente de tu respiración, llenas tu cuerpo de aire, lo sientes, acompañas tu esfuerzo con la respiración, ésta deja de ser algo fisiológico, se convierte en nuestra aliada, nuestros sistemas se dan cuenta de ello, dentro de nosotros todo empieza a funcionar mejor.

En centros de yoga puedes aprender a respirar, hay libros que te pueden ayudar con los ejercicios respiratorios, internet, retiros de respiración vipassana en centros budistas, la respiración ayuda a la meditación y ésta eleva el alma, como ves no hay desperdicio.

Tenemos que ser conscientes que la respiración es algo más que introducir aire al cuerpo, es el agua donde la mente navega; la calidad del aire hará nuestra vida mas rica y la cantidad y su cadencia mas sano nuestro cuerpo.

A través de la respiración nuestra mente puede hacer lo que deseemos, así es nuestro organismo, tenemos una red de conexiones increíble. Todo está conectado, todo funciona con la ayuda de todo.

Hay muchas maneras de respirar,de hecho y aunque no pensemos en ello, estamos respirando desde que nacemos. Imaginemos que queremos relajarnos; hay varias técnicas que nos ayudarán. Si queremos hacer deporte, un esfuerzo continuo, tendremos que adaptar el ritmo de respiración acorde a ese esfuerzo.

Si queremos meditar cambiaremos el método de respirar y así con todas las actividades que deseemos hacer.

También está la técnica de la no respiración, la apnea. Existen hoy en día centros de apnea casi en todas partes del mundo en donde de manera segura podrás ejercitar la respiración para hacer apnea.

Todas y cada una de las actividades que queremos hacer tienen una forma determinada de respirar y debemos voluntariamente adaptarla a nuestra actividad, de esta forma nuestra mente estará a nuestro servicio y en el interior de nuestro cuerpo todo se administrará de modo correcto. No olvidemos que todo está conectado y que el buen uso de la respiración nos ayudará a estar sanos. Quizás ahora mismo no veas ninguna relación entre saber respirar y salud integral, solo puedo explicarte lo que sé. Tu experiencia personal en el uso de todo lo que te estoy enseñando hará que obtengas tan preciada salud.

Así que como cada uno de nosotros somos un mundo diferente tendremos que adaptar nuestro estilo de respiración según nuestro propio criterio. Cuando cogemos aire podemos hacerlo por la nariz o por la boca y podemos respirar pequeñas o largas dosis. También podemos alojar este aire en tres regiones diferentes: el abdomen, el pecho y los omóplatos. A continuación paso a describir diferentes maneras de respirar:

- Respiración para relajarnos

- Empezamos inspirando el aire con la boca durante 10 segundos y llenando solo el abdomen para seguidamente soltarlo durante el doble de tiempo, 20 segundos. Hay que concentrarse en la respiración, sentir el aire entrar, no te importe si haces ruido y después comenzar a soltarlo. Continua durante unos minutos y cuando quieras aumenta los tiempos, 15 segundos para inspirar y el doble para soltar; en unos minutos estarás totalmente relajado.

- Respiración para meditar

- Comenzamos con respiraciones largas por la nariz sin importar hacia donde va el aire y después lo soltamos y seguimos así unos minutos; después comenzamos a contar en nuestro interior nuestras inspiraciones hasta alcanzar nuestra respiración cómoda, es decir, vamos contando mientras inspiramos y llenamos de aire cómodamente el cuerpo. Una vez que tenemos el numero de segundos con el que introducimos aire de modo natural, sin forzar, comenzamos a contar el mismo tiempo tanto para la inspiración como la exhalación, nos vamos relajando, nuestra mente solo hace que contar a medida que inspiramos y exhalamos. Pasados unos minutos y al ritmo de la respiración comenzamos a tomar conciencia de los sonidos que percibimos a lo lejos, déjate guiar por tus oídos y escucha todo aquéllo que llega a ti. Pasados unos minutos concéntrate en los sonidos que hay cerca de ti respirando siempre como hasta ahora. Sigues respirando y concéntrate en querer escuchar tu interior, tu respiración, tu corazón, tu ser. Relájate, vive la experiencia y entra en ti, siente el aire fluir, entrar y salir. Después de unos minutos estas relajado, estás sintiendo cosas, meditas y si quieres puedes dirigir tu mente hacia la visualización. Puedes comenzar visualizando tu cuerpo desde las uñas de los pies hasta hasta tu cabello, puedes pararte en todo momento en la zona que desees, puedes entrar en tu interior y visualizar tu organismo. Cuando comenzamos a meditar lo hacemos de modo que nuestros canales se abran y entremos en ese estado de consciencia en donde todo fluye. Podemos meditar acerca de lo que deseemos, la naturaleza, nosotros mismos, nuestros amigos y familiares, etc, etc,. Tu eliges el tema, tu adaptas la respiración como mejor te convenga. Cada maestro te enseñara su técnica, tu tendrás que crear o adaptarte a la que más te convenga.

• Respiración para el esfuerzo

• Posiblemente sea ésta la más difícil de adaptar y es por que cada uno tenemos un ritmo, unas condiciones fisiológicas diferentes y debemos de adaptar nuestro consumo de aire al esfuerzo que en dicho momento estemos trabajando. A igualdad de condiciones dos personas tienen diferentes pulsaciones y se cansan también de diferente modo según el esfuerzo al que se ven sometidos. En cualquier caso respira por la nariz y trabaja sin matarte, tomando descanso cuando así te lo pida el cuerpo. Inspiraciones largas y concentración en lo que estás haciendo, de este modo te cansarás lo mínimo posible y tu cuerpo te lo agradecerá. Podemos considerar el deporte como esfuerzo y así dependiendo de la disciplina y de tu forma física habrás de adaptar la respiración en cada momento de la práctica. No te importe llenar todos los huecos del cuerpo al trabajar físicamente, lo importante es hacer llegar el oxígeno de la manera más fácil y rápida posible.

ALIMENTACIÓN

Escribió el escritor español Miguel de Cervantes Saavedra " EL ESTÓMAGO ES LA OFICINA DONDE SE FRAGUA NUESTRA SALUD ".

De todos los malos hábitos que hemos adquirido en nuestro caminar por la vida sin duda es en la comida donde menos hemos aprendido.

Comemos de todo y constantemente, no tenemos límites para comer, apenas se mastica la comida, productos que ni siquiera sabemos de que están hechos. Hay que saber que después de la respiración, la alimentación es el segundo acto más importante en nuestra salud. Al igual que sucede con el aire, la cantidad y calidad nos van a marcar como sanos o enfermos.

Para que el cuerpo trabaje a 37° es necesario que los alimentos sean naturales, sin química, bien masticados y que su cantidad sea la apropiada y por supuesto ni fríos ni calientes. Cuando ingerimos alimentos copiosos, en trozos grandes o en mal estado, nuestro organismo se colapsa, necesita más esfuerzo para disolver los alimentos que ingerimos y eliminar las materias tóxicas; fruto de ese sobre-esfuerzo viene los catarros, las diarreas, los dolores de cabeza, etc.

Como consecuencia de esta sobrecarga del aparato digestivo, se congestionan los órganos internos, los tejidos blandos, obligando al corazón a bombear más rápido y a aumentar nuestras pulsaciones; si a ésto añadimos que nuestra piel está con los poros tapados por exceso de abrigo y por falta de transpiración, el cuerpo entra en un círculo vicioso; la sangre vuelve cargada de toxinas y deja la piel fría. La temperatura interior se eleva y la exterior se enfría, el cuerpo no puede expulsar ni el calor interno fruto del sobre-esfuerzo en los órganos digestivos ni las toxinas fruto de la mala digestión y el mal estado del alimento o materia artificial que hemos consumido. En este momento el cuerpo entra en desequilibrio de las temperaturas externa e interna y el círculo se vuelve perjudicial a medida que seguimos introduciendo nuevas materias y/o alimentos.

Es indiferente el nombre que le den a tu enfermedad o problema físico, pues has iniciado un círculo vicioso y se ha congestionado aún más con todo lo que has comido después para tratar los síntomas propios de esta sobrecarga.

Una vez que aprendas a comer la enfermedad te abandonará, no tendrás nada raro en el estómago, irás al baño y te sorprenderás al no oler nada desagradable, es así de sencillo.

Es la época de la televisión, las fotos de modelos súper delgadas, las dietas milagrosas, los consejos de las grandes empresas, la publicidad por los ojos en todo momento. ¿A quién debemos de hacer caso?

Sabemos que los alimentos de la huerta son sanos, que todo lo que crece sin químicas ni pesticidas es bueno, que la miel es riquísima, el agua natural; no hay por qué comer crudo, aunque ayuda mucho. Sabemos que hay que masticar bastante el alimento, que cuando baje al estómago lo haga como si fuera puré o líquido. Comer bien es indispensable para alcanzar la salud y será nuestra actividad física la que marque la cantidad; la calidad ya ha quedado clara, nada de cosas extrañas, no es tan difícil, ¿ a que no?

Y por favor, olvídate de las dietas; para eso está el ayuno del que más adelante hablaremos. Si tu problema es el sobrepeso habrá que cambiar ciertos hábitos, pero no dejar de comer y mucho menos eliminar alimentos naturales de la dieta. El cocido es un plato ideal para cualquier persona y se debe de comer con todo, chorizo, morcilla, costilla, verduras y por supuesto las legumbres. Si sabemos comer podemos crear nuestros platos con todos los productos que la naturaleza nos aporta. No existe un alimento natural que sea nocivo para nuestra alimentación. Hay que ser conscientes que nos jugamos la salud cada vez que introducimos por nuestra boca alimentos malos, de baja calidad o peor aun, materias químicas y/o productos elaborados con químicos.

Hay que saborear cada mordisco, cada cucharada. Saber comer es atender al placer de alimentarse, no de tragar por llenar el estómago; de disfrutar de cada bocado, de retener los sabores a medida que vamos masticando, no tengas ninguna prisa cuando lo estés haciendo, prueba de todo, ni frío ni caliente, mastica acorde a lo que comas, llenar la boca con el alimento justo, nadie te lo va a quitar. Podemos comer grasas, podemos comer azúcares, podemos comer carnes y pescados, podemos comer de todo y debemos de ser responsables en todo momento de alimentarnos como es debido, de comer el alimento lo más sano posible, de masticarlo el tiempo necesario, de introducir pequeñas dosis y digerirlas lentamente.

En esta guía vamos a hablar de todas las materias para que el enfermo deje de estarlo y el sano no enferme; Es increíble que haya personas que tienen prohibido comer gluten, frutas, legumbres, carnes, etc, etc,. Personas con alguna carencia o problema físico y que su diagnóstico les ha prohibido comer tal o cual alimento. Espero tener la sabiduría de poder en este libro explicar al público el enorme error en el que viven hoy en día la mayoría de los hombres, mujeres y niños de esta sociedad moderna.

Así que hasta aquí debemos de tener claro ciertos conceptos para estar siempre sano y uno de los más importantes es "LA ALIMENTACIÓN". Escribe a continuación la dieta actual que comes, todo lo que entra por tu boca, comida, bebida y otras materias; es increíble ver nuestra reacción cuando vemos las cosas que comemos a diario y su cantidad.

PLANTAS MEDICINALES

Desde que el hombre habita este planeta ha reconocido y utilizado el poder de algunas plantas para sanar su problema de salud. Hoy en día y debido a nuestra vida de consumo alejados de la naturaleza casi nadie sabe cuales son ni para que sirven.

Debemos comprar un libro para saber cuales son las plantas, sus características y de que modo las podemos tomar o preparar para nuestro consumo y posterior mejoría de nuestro estado de salud. En esta guía las plantas medicinales son un recurso más a utilizar por el paciente sea cual sea su estado.

En cada región del planeta existen hierbas y plantas que desde siempre se han utilizado para sanar; pregunta a tus mayores o vete a la biblioteca a estudiar de que plantas te puedes servir y en su caso plantar en tu jardín. Un huerto sano tiene siempre entre la siembra plantas medicinales que además de servirnos para nuestros problemas de salud ayudan a las otras plantas a crecer sin enfermar y a evitar las plagas de insectos y organismos nocivos. Estas son algunas de las plantas medicinales:

- Hojas de abedul. Tomadas en infusión o en capsulas, nos permiten tratar problemas respiratorios, así como problemas de obesidad, ácido úrico, colesterol, hipertensión y hasta la artritis.

- Abrótano planta. Esta planta alivia los dolores provocados por problemas digestivos, para la menstruación, o la caída del cabello.

- Acai. Las bayas que se extraen de esta planta promueven la circulación sanguínea protegiendo así el corazón y el sistema cardiovascular. Gracias al alto contenido de fibra, las bayas de acai tienen además propiedades desintoxicantes útiles para mejorar la función intestinal y la purificación de toxinas.

  La ingesta discreta de vitamina C daría a la fruta propiedades antiinflamatorias y de apoyo al sistema inmune. Las bayas de acai cuentan con varios micronutrientes, vitamina A, B, E y cantidades discretas de vitamina C. sales minerales, fitoesteroles y un alto contenido de fibra dietética.

- Acedera. Con esta planta se pueden tratar transtornos digestivos como las ulceras, así como estreñimiento, las hemorroides y falta de apetito, sin embargo, no se recomienda para aquellos que sufren de gota, reumatismo, artritis, trastornos renales y de la vejiga.

- Achicoria. Esta planta permite la mejora en la digestión, además de tratar problemas de anemia, insuficiencia hepática, o circulación.

- Agrimonia. Podrás tratar la dermatitis, además de ser una planta que permite tratar las alergias, las faringitis, los ronquidos y las migrañas.

- Acebo. Sus hojas y corteza nos ayudarán con la fiebre, el colesterol, la epilepsia y el nerviosismo y también como purgante.

- Agave. Se usa para curar quemaduras, calmar picazones, heridas, llagas o hematomas.

- Ajo. Es bueno para la circulación, para enfermedades como la arteriosclerosis, la hipertensión y el mal de altura, la retención de líquidos,las hemorroides, el colesterol, diarreas, gripe, etc.

- Hojas de ajedrea. Con las hojas de Ajedrea podrás aliviar los transtornos intestinales, además permite aumentar la vitalidad sexual y servirnos para recobrar la energía.

- Ajenjo. Es un buen tratamiento para la desintoxicación del organismo, ayuda en la pérdida de peso, pero también permite tratar dolores de muelas y aliviar la alitosis.

- Albahaca. Una planta habitual en la cocina pero que también sirve para tratar problemas nerviosos, alivia las nauseas, y cura las llagas bucales .

- Alcachofa. Con las hojas de esta planta podrás tratar la insuficiencia hepática y los problemas del hígado, además tiene mucho hierro y vitamina B.

- Alcaravea. Con estas semillas podrás tratar hemorroides, y la hinchazón de vientre, además para las madres lactantes sirve como estimulante de la leche materna.

- Alholva. Reduce la hipertensión, ademas sirve para tratar la anemia y debilidad, y ayuda a aumenta la masa muscular.

- Algas. Fuente inagotable de minerales y vitaminas.

- Aloe vera. Tiene propiedades antiinflamatorias y ayuda en la caída del cabello. Combinado con miel y jabón es muy buena para la piel.

- Amapola. La flor de amapola que es tan conocida por su belleza, sirve además como sedante, pero a la vez para tratar el insomnio, el nerviosismo, la bronquitis y la tos.

- Raíz angélica. Es una planta estimulante y equilibra el sistema nervioso.

- Anís. Con el anís en grano cribado podrás reducir la hinchazón, los gases, la acidez estomacal, las digestiones pesadas y las enfermedades respiratorias.

- Apio. sirve para tratar problemas de afonía, es cicatrizante, cura las llagas, y es muy bueno para las arritmias y el nerviosismo.

- Arándanos. Sus hojas permiten reducir el contenido de glucosa en sangre por lo que son buenas para los diabéticos y además ayudan a expulsar mejor la orina.

- Flor de árnica. Sirve para tratar golpes y problemas en la piel, así como para tratamientos musculares, esguinces y estrías.

- Arraclán. El arraclán permite aliviar problemas en el higado y el bazo, además de tratar el estreñimiento durante el embarazo.

- Artemisa. Una planta que sirve para dolores menstruales y los del posparto, además de regular la menstruación.

- Bardana. La raíz de esta planta es antibiótica y antiséptica, y sirve además para el tratamiento de la cistitis, ya que es antibacteriana y depura la sangre.

- Boldo. Las hojas del boldo tienen propiedades antioxidantes, además de servir como reparador del hígado y como tratamiento digestivo.

- Borraja. Esta es una planta depurativa, sudorífica, expectorante, y buena para los catarros y para aliviar la tos.

- Brezo. La flor del brezo tiene como propiedades el poder tratar las enfermedades de las vías urinarias, así como la gota, los edemas, las hipertensión, y las encías sangrantes o gengivitis.

- Caléndula. La flor es conocida como un antiinflamatorio natural, pero te permite además tratar las quemaduras e irritación de piel, así como las ulceras e infecciones.

- Cantueso. La planta sirve para tratar los problemas digestivos o problemas estomacales, por lo que te permite tratar las digestiones pesadas.

- Cardo. Es un protector y regenerador del hígado, y además sirve para tratar los excesos de alcohol y el flujo biliar.

- Castañas de indias. Esta es una planta que permite tratar los problemas de próstata.También podemos utilizarla para tratar varices, la hinchazón de las venas, y la celulitis.

- Coclearia. Sirve para purificar la sangre y combatir el exceso de ácido úrico.

- Cola de caballo. Nos permite conseguir una piel más bella, además sirve para tratar pelo y uñas y problemas como la celulitis. Además sirve para tener huesos fuertes y como regenerador celular.

- Comino. Muy bueno para el reuma.

- Cúrcuma. La raíz es un buen antiinflamatorio, además sirve para tratar la artritis, el hígado, eliminar sustancias cancerosas, soriasis, y para tratar los hongos. Molida sirve la tratar las piedras en el riñón.

- Damiana. Sus hojas son un importante afrodisíaco, ya que permite tratar problemas como la impotencia, la eyaculación precoz, la frigidez, depresión, agotamiento, y hasta el vaginismo.

- Encina. Su corteza es buena para la inflamación de intestino y también sirve para tratar la descomposición, eccemas, anginas y faringitis.

- Espino blanco. Sirve como tratamiento para los problemas de corazón y también como antioxidante y muy eficiente para la hipertensión.

- Fresno. Las hojas son buenas como adelgazantes y también son buenas para curar y eliminar las verrugas.

- Fumaria. Sirve para tratar el acné, así como las lesiones en la piel y como tónico facial.

- Genciana. La raíz sirve para tratar los síntomas de debilidad en el sistema. Puede ser muy buena si la tomamos tras haber estado enfermos durante un tiempo.

- Ginkgo. Es un buen antioxidante además de permitir tratar problemas de memoria y estimular el rendimiento. Las personas con enfermedades como el parkinson, alzhéimer o problemas de corazón también pueden tomarla.

- Ginseng. La raíz es buena para tratar el insomnio, así como el cansancio y la fatiga crónica; además neutraliza el estrés e incrementa la memoria y trata también el colesterol, regula los niveles de azúcar en sangre y se puede tomar como afrodisíaco y para los problemas de impotencia.

- Gordolobo. Es buena para el tratamiento de la bronquitis, la tos y el dolor de garganta. Además podemos tomarla como un antiviral.

- Grosellero negro. Disminuye la inflamación de las articulaciones y calma el dolor y reduce la inflamación de la gota. Es buena para la circulación de la sangre .

- Hipérico. Es un buen remedio para la acidez y el tratamiento de las ulceras. Es además anticancerígeno, analgésico, y sirve para regular la menstruación.

- Hisopo. La planta es buena para el asma y el catarro. También sirve para tratar la tos y los transtornos respiratorios.

- Lavanda. Es digestiva, elimina la ansiedad y sirve para tratar el dolor de cabeza y como cicatrizante.

- Lino. Las semillas del lino amarillo son ricas en omega 3. También son anti cancerígenas, antioxidante y permiten embellecer la piel. Son también buenas para el tratamiento de la bronquitis, las tos, el resfriado, la faringitis y la laringitis.

- Lúpulo de cono. Tiene propiedades sedantes, además de servir como tranquilizante, para el nerviosismo y el insomnio. Es un buen tratamiento para la rigidez muscular, y aumenta la producción de las hormonas femeninas.

- Manzanilla. La flor de manzanilla es 100% digestiva y es además un buen tratamiento para la gastritis, la ulcera, el colesterol, la sinusitis, y es además anti cancerígena.

- Marrubio blanco. Esta planta es un buen estimulante del apetito, aumenta la actividad hepática y ayuda a tratar las enfermedades de las vías respiratorias.

- Mastuerzo. Esta planta sirve para estimular el metabolismo y la actividad de los riñones, fortalece e estomago y la vesícula biliar y sirve para tratar dolencias como el reuma y la gota.

- Melisa. Las hojas sirven para tratar problemas nerviosos de estrés, insomnio, taquicardias y espasmos musculares.

- Menta. Las hojas de la menta piperita sirven como digestivo y para eliminar la hinchazón de vientre y para tratar problemas estomacales, el mal de altura, así como los dolores y tensiones musculares.

- Milenrama. Esta planta o flor sirve para mejorar el rendimiento de la memoria así como para tratar la menopausia, la hipertensión e inflamación de venas y la aparición de varices o granos.

- Mostaza. La mostaza amarilla en grano tiene un alto contenido proteico y de minerales, y posee propiedades antisépticas y digestivas.

- Naranjo. Las hojas de naranjo son muy buenas para la circulación y para el resfriado común, ya que poseen minerales, vitamina C, y son ricas en potasio y fósforo.

- Olivo. Las hojas de olivo son buenas para el tratamiento de la hipertensión, las taquicardias y también son buenas como antiviral y antibiótico.

- Pasiflora. Se distingue como sedante y calmante para el sistema nervioso. Esta es una planta que permite relajarse por las noches, y que sirve para tratar problemas cardiovasculares, así como la hipertensión, las taquicardias y el insomnio.

- Perejil. Las hojas de perejil son un buen diurético, y son muy útiles para evitar la formación de piedras en el riñón, el mal olor de boca, y para los problemas cardíacos.

- Rabogato. Permite tratar las ulceras gastroduodenales, así como la gastritis, y en uso externo sirve para curar heridas gracias a sus propiedades antibióticas.

- Regaliz. La raíz del regaliz tiene multitud de propiedades. Podemos tomarla para tratar la acidez, las ulceras, las llagas en la boca, las digestiones pesadas, el tabaquismo, y la hepatitis b. Esta raíz sirve también como protector del hígado, y también para tratar la cirrosis, la gripe, el herpes labial, la fatiga crónica, y como estimulante y afrodisíaco natural.

- Roble. La corteza de roble permite tratar la incontinencia urinaria y reduce el exceso de líquidos en el intestino frenando la descomposición. Además permite tratar la gastritis.

- Romero. Las hojas de romero ayudan a superar las afecciones del hígado y sirven para tratar enfermedades respiratorias, dolores musculares, el alzheimer, mejorar el cabello y también como tónico facial.

- Ruibarbo. La raíz del ruibarbo es un buen remedio para los dolores intestinales y para limpiar el colon y el intestino.

- Sauco. La flor de sauco permite aliviar la tos, así como tratar problemas gripales y la fiebre. En vapor es un buen remedio para la otitis.

- Tomillo. El tomillo es una buena planta como estimulante del apetito, además es antimicrobiano, antiséptico, digestivo y expectorante.

- Travalera. Es buena para el tratamiento de enfermedades como la diabetes y reduce los niveles de azúcar en sangre.

- Uña de gato. Es una planta que permite tratar enfermedades de las vías urinarias. También permite curar heridas profundas, además de ser un buen antiviral y sirve como tratamiento para el herpes y el cáncer.

- Ulmaria. Favorece la eliminación de cálculos renales y tiene un efecto anticoagulante.

- Verbena. Fortalece el sistema nervioso y también permite tratar situaciones de estrés, depresión, melancolía y dolores de cabeza.

- Zarzaparrilla. La raíz de zarzaparrilla es depurativa , adelgazante, y permite eliminar toxinas de la sangre, además de ser buena para el ácido úrico y la grasa.

La fitoterapia es el tratamiento de dolencias y afecciones a través de las plantas medicinales. Su uso cada día está más extendido hasta el punto de que son muchas las farmacéuticas que las utilizan como base para fabricar sus productos.

Usar plantas medicinales para curar determinadas dolencias tiene una serie de ventajas:

- No tienen efectos secundarios debido a que no se usan compuestos químicos.

- Existe una enorme variedad de plantas, cada una con unas características y unos principios activos concretos, que las hacen especiales para distintos problemas de salud. Es decir, existe una gran variedad de plantas medicinales que pueden curar una gran cantidad de dolencias.

- Las plantas medicinales nos ayudan a ahorrar, pues nosotros mismos podemos cultivarlas en nuestro jardín o recogerlas en un día de campo. Estas plantas medicinales terminarán dando, a medio plazo, mucho mejor resultado que los medicamentos.

El consumo de las plantas medicinales debe de ser gradual y las dosis no deben de ser excesivas. La sanación natural trabaja lentamente, día a día, por lo que nadie debe de esperar tomar una infusión y al instante encontrarse mejor.

SEMILLAS

Cuando hablamos de la alimentación en términos generales todos pensamos en el producto de la huerta en su tamaño ideal para el consumo; existe otra variedad de alimentarse aún con más vitaminas, proteínas y minerales y es con la germinación de las semillas.

Existen en el mercado germinadores a buen precio aunque todo el mundo puede fabricar el suyo propio de modo tradicional. Cuando tomamos un alimento de la huerta con todos sus nutrientes nuestro cuerpo asimila un número determinado de sales, vitaminas, minerales, etc. Cuando comemos los germinados, esta cantidad de nutrientes es mayor, pues en la fase de crecimiento la planta está plena de nutrientes.

Podemos cultivar en nuestra cocina cereales, legumbres, todo lo que desees. Puedes añadir los germinados a una ensalada, tomarlos solos y algunos como el trigo tomarlos en jugo, licuando y extrayendo su clorofila (wheat grass).

Sus efectos son inmediatos y basta unos días para comenzar a sentir el beneficio en nuestro organismo. Médicos y especialistas de la nutrición recomiendan el consumo de los germinados como parte esencial de nuestra dieta.

EL BARRO

Cuando hablamos de la sanación natural es de obligado criterio el incluir el barro es nuestra práctica cotidiana cuando deseamos re-establecer nuestra salud.

La tierra forma parte de nuestra vida aunque la mayoría de las personas hayan decidido mudarse al asfalto y al hormigón. Tiene muchas características beneficiosas para la vida y para el hombre.

Podemos servirnos de la tierra de numerosas maneras:

- Tomando pequeñas dosis en nuestra dieta nos ayudará a hacer la digestión.

- En permacultura la utilizaremos para nuestra bio-construcción, fabricando ladrillos mezclados con paja.

- Para las personas enfermas bastará con hacerse un fajado de barro en el vientre, estómago y pecho para sacar del interior todo el calor producido por las malas digestiones.

- Como remedio para las quemaduras no tiene igual. Usa el barro cada vez que te quemes y verás instantáneamente sus propiedades curativas.

La tierra es nuestro recurso más preciado. Nos da el alimento, alimenta a nuestros animales, nos ayuda a sanar. Mezclada con agua nos proporciona el mejor remedio para curarnos cuando estamos enfermos y además la podemos utilizar para construir nuestra casa o la de nuestros animales.

EL AYUNO

Casi todo el mundo sabe que hay pueblos que lo practican como por ejemplo los árabes. En la naturaleza el caso más frecuente que encontramos son los animales carnívoros que lo hacen por necesidad, ya que no siempre hay caza cuando la necesitan; la naturaleza nos enseña siempre, nosotros tenemos que intentar aprender de los beneficios que el ayuno aporta a nuestro cuerpo.

En nuestra cultura no se nombra, nadie a tu alrededor, ni tus padres ni tus profesores ni mucho menos tus amigos lo practican. Este mundo de consumo en el que vivimos no te recomendará nunca que dejes de consumir, de comer. Y sin embargo es receta básica de nuestro bienestar, el cuerpo descansa, el estómago lo agradece, todos los sistemas del cuerpo se tonifican cuando practicamos el ayuno; nuestras defensas se fortalecen, el cuerpo se limpia, es así de sencillo.

De tu fortaleza habrá que definir cuantos días ayunarás; si nunca lo has hecho, empieza saltándote desayunos, comidas, cenas, de tanto en tanto; una vez que tu cuerpo se vaya habituando a no hacer todas las comidas te recomiendo todos los meses hacerlo. Por ejemplo un día entero en enero, dos en febrero y tres en marzo, repitiendo cada estación lo mismo. Solo bebiendo agua esos días de ayuno.

Otro modo de ayunar es haciendo lo mismo pero comiendo solo fruta, aunque yo te recomiendo descanso total del aparato digestivo; no hay una fórmula fija, adapta el ayuno a tu vida y siente año tras año como tu cuerpo se va tonificando y adaptándose a tu nueva realidad. El camino de la salud está sembrado por todas estas pequeñas cosas que te estoy enseñando. No hay que pasarse ni tampoco no hacerlo o quedarse corto; has de ver tu estado de salud, el de tus defensas naturales. Haz lo que creas mejor para ti y siéntelo sobre todo, si lo practicas tu cuerpo estará mas sano.

La idea de practicar el ayuno no es nueva ni yo vengo de inventarla. Desde que el hombre vive mejor y se ha aburguesado son muchos los errores que comete en lo que a salud se refiere y puedo decir sin equivocarme que cualquier enfermo que ayune mejorará, tal cuál.

Solo tu puedes con la experiencia saber si lo que te digo es cierto; como bien te decía al inicio de esta guía, ninguna persona te podrá ayudar a mejorar tu calidad de vida y a recuperar tu salud. Sea cual sea tu estado de salud, con la práctica de todo lo que te estoy enseñando mejorarás, no es cuestión de suerte ni de pequeños seres microscópicos.

ASEO DIARIO

Una de las partes más importantes a la hora de tener una buena salud es sin duda saber desde que nos levantamos que rutina hacer para estar siempre tonificado. Como todo habrás de adaptarlo a tu estado de salud y cada uno deberá a su juicio ajustar al pie de la letra lo que está aprendiendo o construir su propio aseo fisiológico.

Sin el aseo diario sería incompleta la información. De nada sirve saber respirar y comer si no aseamos al cuerpo convenientemente cada mañana al despertarnos; el ideal es hacerlo todos los días, sentir cada mañana el vigor, el frío, la sensación de energía. Son estos pequeños actos que practicas a diario los que harán tu vida mejor y si estás en cama serán otros los que te proporcionen el aseo diario.

El mejor modo de mantener el aseo es con el frío, combinado con el calor, bien sea natural o por otros medios. Si enfriamos la piel, por vaso constricción, la sangre fluirá hacia ella para calentarla, promoviendo así el principio natural de sanación. La sangre va cargada de calor del interior y de sustancias que puede expulsar al exterior a través de los poros de la piel, regulando así la temperatura corporal.

El otro modo es la sudoración y la transpiración, a través del ejercicio rompiendo a sudar, baños de vapor, calentando el cuerpo con mantas o tomando baños de sol.

Se trata de darle frío al cuerpo para que éste se defienda y mande calor del interior; no siempre tendremos el cuerpo igual, tal es así que si sentimos frío en la piel no haremos nada dándole frío, sino que habrá que empezar al revés, calentando primero la piel y enfriando después. No hay secreto ninguno, combinando la interacción del frío sobre el calor, por vaso constricción la sangre irá a calentar la piel equilibrando así la temperatura corporal y eliminando los desechos que lleva consigo. Huiremos siempre de las corrientes de aire, sobre todo si estas sudando y te quedas parado.

Si estás subiendo una montaña a ritmo y sientes como el calor te inunda el cuerpo, que te sobra toda la ropa, no dudes en quitarte todo lo que puedas; por mucho frio que haga si estás andando y sudando a la vez por el esfuerzo, el frio del aire es más que beneficioso; sentirás bienestar al sentir frio y a la vez sudar, eso si, en cuanto te pares abrígate bien. Pocas cosas son tan buenas para que el cuerpo elimine toxinas, para fortalecer el cuerpo y para sentirse a gusto con el mundo que transpirar en medio de la naturaleza; de todas las formas que hay para asear el cuerpo ésta es sin duda mi preferida, la más natural y sin duda la más estimulante y además barata.

El principio es básico, tener la piel ventilada desde por la mañana, abrigarse cuando sintamos que el cuerpo empieza a enfriarse y al contrario desnudarse, quitarse prendas de vestir cuando sintamos exceso de calor o desazón, ni antes ni después.

Alguna vez en pleno agosto después de comer una comida inapropiada y con más de 30º he tenido que abrigarme porque sentía como el frio me invadía entero y minutos después sentía como el frio me abandonaba y volvía el bienestar pasando a retirar el abrigo que me había puesto; así funciona el cuerpo, nos avisa y si ponemos los medios adecuados el solo se regula, es una maravilla.

Tenemos que ser constantemente conscientes de cada cambio de temperatura pues durante el día suelen suceder varias veces y tenemos que adaptar estos cambios a nuestro ritmo de vida y a nuestra ropa. Es común ver como las personas se abrigan en demasía al sentir el aire frío o el viento, craso error.

Cuando tienes el cuerpo tonificado y tu ritmo de actividad física es el adecuado, da igual en donde estés, las condiciones meteorológicas pasan a tu lado sin que te afecten. Ves a las personas abrigadas hasta la nariz y tu estás casi en mangas de camisa; no es de extrañar oír a estas personas hacer comentarios acerca de tu forma de vestir, de tu buen estado físico. Tampoco es de extrañar que si les preguntáramos por su cajón de medicamentos, el lugar donde guardan todos los productos farmacéuticos, nos dirían que lo tienen completo, que tienen de todo, incluso de medicamentos ya caducados.

Desde que somos niños nuestra piel se adapta al rigor del aire que nos rodea, son nuestras madres que desde el minuto uno de nuestra vida piensan que el aire es malo y que nos puede enfermar y nos envuelven en capas y capas de tejidos para protegernos.

Error base que debemos de cambiar. Un vistazo a los niños pobres que viven en aldeas y ciudades de otras partes del mundo, descalzos en medio del invierno, con los pies en la nieve y una salud de hierro debieran de ser suficientes para hacernos reflexionar acerca de lo que debemos de usar para protegernos del frío.

El día empieza cuando al levantarnos pasamos una toalla mojada con agua fría, no chorreando, por nuestro cuerpo y calentamos después haciendo unas flexiones, algo de ejercicio. Con este sencillo gesto de aseo tu cuerpo despertará, se tonificará, no tendrás que abrigarte tanto, todo lo contrario. Aprenderás sea la época del año que sea a vestirte con comodidad y a controlar el frio del entorno.

Si es el caso en que la piel del enfermo está helada habrá que calentarla por otros medios como la frotación con manos, mantas de lana, vapor de agua, agua caliente, ortigas, el sol, etc. Lo que importa es la reacción al aplicar frio a la piel caliente, ayudando al cuerpo a eliminar las impurezas y restablecer la temperatura interior y exterior de nuestro cuerpo.

Para calentar nuestra piel pocas cosas hay para este efecto como las ortigas, baratas, naturales y que con una pasada ponen la piel ardiendo, un regalo de la naturaleza; habremos de usar primero otros medios para no enfermar y calentar la piel, pero si ya no hay marcha atrás y el cuerpo está colapsado son el mejor remedio, no lo dudes.

Básicamente el aseo diario se traduce en mantener la piel aireada desde que nos levantamos y nos aplicamos frio a nuestra piel calentita; dependiendo de como tenga el cuerpo el enfermo las repeticiones serán más o menos, todo depende del estado en el que te encuentres. Nuestro mundo nos ofrece un gran abanico de cosas para nuestro aseo: baños turcos, saunas, balnearios, baños de vapor, el aire libre, los ríos y el mar, tan natural si puedes disponer de él.

Considerando lo que ahora sabemos y una vez que queremos introducir el aseo fisiológico a nuestras vidas cada uno de nosotros debe de tener en cuenta su estado físico. Una persona enferma en cama necesitará el recurso de otra para administrarle el calor que seguro su piel a perdido y aplicarle después compresas frías para comenzar el aseo. Hemos de ser conscientes de que al aplicar frío a nuestras vidas estamos alejando la enfermedad, estamos haciéndonos más fuertes, más resistentes a las inclemencias del tiempo. Nuestra vida puede llegar a ser longeva por lo que ésto no es una carrera contra reloj sino un ejercicio más en la rutina de nuestras vidas.

A la hora de aplicarnos frío cada uno debe ajustar el tiempo, la forma y la cantidad. Como todo en la vida yo creo que no hay que quedarse cortos pero tampoco hacerlo en exceso. La práctica del aseo nos llevará a calibrar en su justa medida cuanto frío añadimos a nuestra vida y en que momento.

EJERCICIO Y ACTIVIDAD FÍSICA

Sabemos que el ejercicio es sano, lo recomiendan los médicos y los profesionales de la salud, nos encontramos mejor, nuestro cuerpo nos lo agradece, nuestros músculos se fortalecen, el sistema inmune se fortalece, todo son ventajas. Además ahora te he dado otro motivo, el romper a sudar es bueno para la eliminación de impurezas a través de la sangre por la piel; ya no es solo una opción para estar en forma, tienes que empezar a ejercitar tu cuerpo.

No seré yo quién te diga como y donde has de practicarlo; si me preguntas a mi te diré que me encanta la naturaleza, el aire libre, subir montes y montañas siempre que puedo; tu puedes hacerlo también o ir a un gimnasio, las variantes hay muchas, pero sea lo que sea que hagas ya sabes que tienes que romper a sudar; puedes correr, pocas cosas hay tan buenas para comenzar a transpirar. Ayúdate a sanar, a encontrarte mejor, a fortalecer tus defensas, a vivir.

Es tan gratificante a nivel físico y personal que el solo hecho de no practicarlo te convierte en una persona de segunda categoría; te hace más fuerte, mejor persona y hace que tu salud esté siempre en óptimas condiciones. Hay que comenzar a introducir en nuestra rutina de vida la actividad física, si o si hay que empezar a hacer ejercicio, ánimo. Siempre que hagamos actividad física dará igual lo que sea que estemos haciendo. Es suficiente con levantarse del sofá y emprender un paseo, un pie después de otro. Con el ritmo que lleves podrás disfrutar del ejercicio y además subir de pulsaciones para sentir como la transpiración y el sudor acuden al esfuerzo.

Seguro que en compañía o en soledad, en el campo, en la ciudad o en la playa, tendrás la oportunidad de comenzar una nueva vida, solo tu eres responsable de lo que haces con tu tiempo. No se trata de hacer felices a los demás ni de responsabilidades para con terceros, se trata de ti, de lo que necesitas para ser mejor persona, para tener una salud fuerte y poder erradicar la enfermedad lejos de ti. Es una tarea con la que tienes que llegar al final de tu vida, no sirve de nada hacer ejercicio unos meses y una vez que empieces a encontrarte mejor caer en el abandono, el estrés, el olvido. Por eso es importante hacer una actividad que sea divertida para ti, que haga que te sientas bien con la actividad física que practiques.

Tanto si la actividad es de ocio o de trabajo, de nosotros depende el hacerlo al aire libre. Simplemente sal y haz eso que te gusta; cuanto más tiempo pasemos al aire libre nuestro cuerpo mejor estará, es cuestión de transpiración. Tomar baños de sol desnudos, todo un placer y beneficio para nuestro cuerpo; trabajar la tierra y cultivar nuestra propia comida, nuestro jardín, no tienen nada que envidiar a otras actividades. No existe nada como el esfuerzo que debes de aplicar con las herramientas de la huerta para preparar la tierra.

Son las pequeñas prácticas cotidianas las que harán de ti una persona equilibrada, limpia y rebosante de salud; olvidate del ego, de las normas de comportamiento, del que dirán, todo eso es lo que te hace enfermar. Actitud cuestionadora siempre, vuelve a introducirte en la naturaleza con algún grupo de montaña, de fotografía, de observación de pájaros, comienza a salir al mundo exterior, goza de tumbarte en el suelo, de oler el aroma de las plantas, de beber un trago de agua fresca en lo alto de una montaña mientras te deleitas con las vistas.

Huye de la calefacción, de la vida burguesa, del sedentarismo, sal de los espacios cerrados y vive afuera, te lo estás perdiendo todo; puedes hacer lo que quieras, tu mandas, que nadie te diga que es lo que debes de hacer. A mi me encanta caminar entre bosques, rodeado de millones de árboles, con la posibilidad de ver la fauna y extasiarme en la simple observación, casi aguantando la respiración. Tienes una vida por delante y tu trabajo debe de consistir en darte calidad de vida, con salud y entusiasmo, sin miedos, penas ni dolores, ni mucho menos remordimientos. Cada segundo que respires al aire libre, cada sorbo de agua natural y fresca, cada rayo de sol que tomes, te hará más fuerte, más saludable y mejor persona.

VESTIRSE ADECUADAMENTE

En el capítulo de aseo fisiológico hemos hablado de la importancia de tener nuestra piel aireada, de la necesidad de aportar el frío a nuestras vidas para tener la piel tonificada, de aprender a convivir con la falta de calor haciendo alguna actividad física.

Hay que tener en cuenta el clima y el lugar donde te encuentras; si practicas lo que te he enseñado y tu cuerpo convive con el frio y además haces aseo diario y ejercicio, te sentirás siempre caliente por dentro y por fuera. La receta ideal es vestirse holgadamente con prendas naturales, que nada nos apriete y que permitan el paso del aire y nuestra transpiración.

El exceso de ropa hará que nuestra piel se enfríe, que entremos en desequilibrio térmico, además de no dejarnos estar todo lo cómodos que debiéramos estar. Busca tu comodidad sin abusar del abrigo y el resto puedes regalarlo o tíralo, verás que mucho de lo que tienes te perjudica.

Selecciona todas tus prendas, vacía el armario y los cajones y empieza a tirar al suelo todas aquellas prendas que hace años que no te pones. Continua con las prendas que no te entran bien, que son muy justas, que son pequeñas. Sigue con las que aunque reúnan todos los requisitos por algún motivo siempre las guardas y nunca te las pones. Una vez que hayas hecho la selección hay que empezar a restituir tu vestuario, seguro que lo has dejado muy justo; según el clima en el que vivas y si has empezado el aseo fisiológico irás progresivamente comprando a medida que lo vayas necesitando. Ropa cómoda, de tejido natural, que sea holgada, que no se te ciña mucho al cuerpo, que te deje libertad de movimientos, que deje la sangre circular y el aire acariciarte.

Verás que cuando empieces a tonificar tu cuerpo y a sentirte bien dejarás de mirar a los demás y sobre todo dejarás de preocuparte del que dirán. Usarás la ropa que más te guste y tu cuerpo te lo agradecerá. Podrás vestirte a la moda, sentirte bien y además tener un armario con espacio para tu nueva vida.

COSAS QUE NO HAY QUE HACER

De momento todo lo que has hecho hasta el momento y te ha llevado al lugar en el que te encuentras.

A medida que nos van pasando las cosas, que nuestro cuerpo nos da a conocer las señales, que entramos en desequilibrio de las temperaturas, está muy bien saber las cosas que debemos de hacer para recuperar la salud; sin embargo la sanación natural se basa en la prevención, en saber las cosas que no debemos de hacer, de este modo en la mayoría de los casos bastará con no hacer un determinado acto para no enfermar. Como cada uno de nosotros somos diferentes y vivimos de modo distinto no existe una fórmula mágica para estar siempre al cien por cien. Así que como medida preventiva evitaremos tomar ninguna clase de medicamento.

No meter al cuerpo nada químico hecho por el hombre, la lista es muy larga y este no es el lugar para escribirlo. Tienes que saber exactamente en que lugar del camino estás con tu estado de salud para seguir estas recomendaciones al pie de la letra o bien comer de todo siempre estando vigilantes del estado del producto.

Tenemos que evitar meter al cuerpo cualquier cosa con química, procurar que solo entre en nuestro cuerpo cosas naturales; generalmente con no meter al cuerpo nada extraño ya estamos curando nuestra dolencia o malestar. Tenemos que dejar de hacer todo aquello que hacemos y sabemos que no nos sienta bien y nos hace enfermar. Y no solo es la comida, también hablábamos del abuso del abrigo.

El resto de la vida es para disfrutar, todos sabemos que cosas nos hacen bien y cuales no, como fumar; podría seguir así con muchísimas cosas, tu sabes a ciencia cierta que cosas haces en tu día a día. Es curioso como cuando hablo con alguien de sus problemas éstas se defienden de mil modos diferentes, defendiendo su vida, sus trabajos, sus malos hábitos de vida, sus enfermedades.

Lo más difícil de todo es cambiar el chip con todo lo que nos han enseñado desde que nacemos, cosas que sin saberlo nos han estado enfermando. El éxito de la sanación natural está en acercarnos a la naturaleza, en hacer las cosas de modo simple, el resto proviene todo de nuestra mente, de nuestro ego del cual hablaremos más adelante.

Si estás enfermo y recibiendo tratamiento médico es seguro que continuarás como siempre lo has hecho hasta que este te ponga fecha límite. Son errores de base los que nos llevan a caer siempre en el mismo problema, vivimos siempre dando vueltas al mismo circuito. Una vez que eres capaz de ver los errores que cometes puedes empezar a cambiar tus métodos, tus hábitos y de este modo romper la monotonía del camino que has estado andando y que te lleva siempre al mismo punto de partida.

No me cansaré de repetir que solo con dejar los viejos hábitos de vida que te han llevado al lugar en el que te encuentras encontrarás la armonía en tu vida. Ahora estás leyendo la información, de ti depende el ponerla en práctica. Todo empieza y termina contigo, yo solo te puedo indicar el camino a seguir pues eres tu con la experiencia personal el que puede cambiar tu realidad, tu estado de salud.

Así que a partir de ahora tienes un trabajo importante que hacer, empezar a tomar decisiones y dejar de hacer todo aquello que te sienta mal. Vas a darte cuenta de todas las cosas que deberías empezar a dejar de hacer. "CUIDA DE TI ANTE TODO Y SOBRE TODO". Puedes escribir las cosas que sabes que tienes que dejar de hacer y todo aquello que tu crees que deberías cambiar para mejorar.

ERRORES DE BASE

En el capítulo anterior hemos hablado de las cosas que debemos evitar, cosas que no debemos de hacer. Creo que es de obligado deber el crear este artículo pues en el se encierra un gran saber que nos pasa desapercibido a la mayoría. Las cosas se explican mejor con imágenes pero como este no es el caso en este inicio recurriré a una serie de televisión que probablemente hayas visto.

DR HOUSE. Si no has tenido la oportunidad de haberla visto te haré un breve resumen. Se trata de un médico de éxito que trabaja en un hospital y trabaja con casos difíciles, especiales por los síntomas con los que acude el paciente. A medida que comienza su diagnóstico ordena a sus ayudantes comenzar un nuevo tratamiento, nuevas pruebas, nuevos medicamentos; el paciente entra en un estado de malestar peor aún que cuando entró y el médico a la vista de los nuevos síntomas que presenta el paciente vuelve a ordenar nuevo tratamiento y nuevos medicamentos. Esto se repite una y otra vez hasta que por azar o por sentido común el médico descubre que es lo que le produce al paciente su enfermedad.

- Es un error de base común en nuestros días, diagnosticar un estado por los síntomas que tenemos y atacar con métodos invasivos estos síntomas en lugar de ir a la base del problema, el que ha dado inicio al malestar que tienes. Sea el que sea tu problema has de saber que cuando el cuerpo nos envía señales no las debemos de castigar para que no aparezcan, sino que debemos de pensar que es lo que hemos hecho para encontrarnos en ese estado y desandar en la mayoría de los casos el camino.

Pongamos como ejemplo un simple catarro. Una vez que sabemos que es lo que nos causa el catarro debemos tener en cuenta que es lo que vamos a hacer; lo primero es no tomar ningún medicamento. Todos sabemos que es un proceso singular en el que el organismo entra en desequilibrio térmico y que casi seguro que durará alrededor de una semana. No tengo ninguna duda de que es un proceso curativo, una señal que el cuerpo nos envía para purgarse a si mismo, para eliminar impurezas que le colapsan.

Así que cuando comenzamos a tragar medicamentos para sofocar este catarro estamos cometiendo dos errores: el primero que no necesitamos de medicamentos para que el catarro desaparezca y el segundo que vamos a colapsar nuestro organismo con la nueva química invasiva que le estamos administrando.

La mayoría de nuestras enfermedades se inician así y a medida que ingerimos diferentes medicamentos para sofocar síntomas que en su mayoría y bien tratados desaparecerían solos, lo que debiera de ser una simple crisis curativa de nuestro cuerpo se convierte en una enfermedad crónica que se hace peor y más grande con el continuo consumo de medicamentos.

- Otro error de base como hemos hablado es el uso indebido del abrigo. Daré como ejemplo una situación muy común en nuestros días. Estamos en la calle con una temperatura de pocos grados, frío, viento, nieve, etc y en nuestro trajín diario entramos y salimos de tiendas, oficinas, nuestros hogares, que están con la calefacción puesta. No nos damos cuenta que entramos con todo el abrigo puesto, hasta la bufanda y que nuestra temperatura se eleva por el contraste del frío al calor, sin dejar a nuestro cuerpo transpirar, adaptarse a esta nueva temperatura.

Cuando salimos de la tienda generalmente entramos en conflicto térmico, ya que nuestro cuerpo continua con todo el abrigo puesto y en el exterior hay muchos grados menos de diferencia. Así que cuando entramos en un espacio cerrado con más calor debemos de quitarnos el excedente de ropa para volver a abrigarnos al salir; parece sencillo ¿verdad?.

- Seguimos con errores de base. Me llama la atención las personas que quieren bajar de peso y salen a correr con el cuerpo envuelto en plástico, súper abrigados, para transpirar el máximo posible. Ésto es de locos; lo primero que debemos hacer es tener nuestro cuerpo aireado en todo momento y dejarlo libre para hacer no importa que actividad. No saben estas personas que pueden colapsar su cuerpo al cerrar los poros de su piel, que bajo ninguna circunstancia hay que cerrar los poros.

A todas las personas que desean bajar de peso si les preguntas por sus hábitos de vida y su dieta alimenticia, todas tienen en común varios factores; cualquier persona podría darse cuenta que cambiando ciertas cosas, dejando de comer ciertos productos y haciendo un buen aseo fisiológico perderían todo el peso que les sobra. Pero sobre todo es erradicar de nuestro pensamiento que hay que pasar hambre para adelgazar.

Bien es cierto que el ayuno debemos de introducirlo en nuestras vidas si queremos tener una salud integral, pero ésto no quiere decir que vayamos a pasar hambre, ni mucho menos. Ayunar es un acto de aseo fisiológico y que además de físico es también mental. Debemos de comer de todo y bien, adaptando nuestra alimentación a nuestro esfuerzo físico. A medida que nuestro gasto energético aumenta debemos comer más, no comen igual un jardinero o un obrero de la construcción que un dentista o un abogado.

- La temperatura que tienen nuestros alimentos a la hora de ser ingeridos también son un error de base. Por algún motivo que nunca entenderé calentamos la comida y la tragamos sin saber que es perjudicial para nuestro organismo. Hemos hablado que a 37 grados el cuerpo trabaja y cumple todas sus funciones; debemos de imaginar que si le sobrecargamos de esfuerzo con materias calientes o frías en alguna parte ciertos órganos vitales se verán afectados. Entrar en desequilibrio térmico es algo habitual si no ponemos los medios adecuados, si no utilizamos la lógica y los buenos hábitos. Son cosas como el no comer muy caliente o muy frío las que me han hecho hoy en día estar libre de síntomas, libre de enfermedades. Son el conjunto de cosas que estás aprendiendo y su práctica cotidiana las que te ayudarán a estar en equilibrio, a estar sano, a no necesitar médicos ni medicamentos.

- Error de base es tener diarrea y tomar medicamentos. Cuando vamos al baño y vemos en que estado estamos debemos hacer dos cosas importantes: la primera dejar descansar el estómago, nada de continuar como si nada ocurriera, y cambiar a una dieta natural, de frutas, cereales, y verduras cuando hayamos dejado un descanso a nuestro estómago . La segunda es como ya habrás adivinado no tomar nada de la farmacia. Cada vez que entramos en desequilibrio térmico nuestro cuerpo nos avisa, no vienen los malos olores por azar y solo hay un camino para recuperar la salud. En todo momento debemos de estar constantemente conscientes de nuestro yo, de como nos sentimos y de las cosas que descubrimos en nuestra rutina de vida. Cualquier cosa que sientas por insignificante que te parezca te está avisando que hay o puede haber un problema.

Al contrario si lo que nos pasa es que no somos capaces de ir al baño, que pasan los días y vemos que estamos colapsados, que estamos estreñidos tendremos que reaccionar de otro modo. Hay un millón de síntomas diferentes en el cuerpo humano así que como referencia general, sea cual sea el problema dejaremos de comer, ayuno forzoso. Más adelante entraremos de lleno en el capítulo que seguro a todos les ayudará a recuperar sus vidas, a solucionar sus problemas de salud, mas ahora lo importante es ser conscientes de los errores de base que tenemos adheridos en nuestra rutina de vida.

Que hay algo que hace todo el mundo no significa que tu debas de hacerlo, actitud cuestionadora, recuerdas?

- Otro error de base es creer que los pequeños seres microscópicos como los virus, las bacterias, etc, etc, son los responsables de las enfermedades que padecemos. Una vez que has leído hasta aquí deberías de ser capaz de entender que las enfermedades no vienen a nuestro encuentro por causas extrañas, animales o seres insignificantes ni por la magia de nadie. Hemos de entender que todos los microorganismos microscópicos viven en la naturaleza y como todo en el ecosistema ayudan a la buena marcha del ciclo natural; es suficiente ver un animal muerto y dejar pasar las horas, los días, para descubrir una fauna de seres que acuden a deshacer dicho animal hasta su desaparición. Cada vez que un virus hace aparición es por que existe un problema, algo determinado de lo que se alimenta y que no se marchará hasta que dicha comida desaparezca.

Estos seres están por doquier, en nuestras vidas, alrededor nuestro y solo se manifiestan cuando entramos en desequilibrio, cuando por diferentes motivos dejamos que la enfermedad avance y se transforme por el uso continuado de medicamentos y así entramos en un proceso crónico de enfermedad, llámese como sea.

Así que si somos capaces de dejar de atacarnos con medicamentos cada vez que alguien nos diagnostica un síntoma, nuestra salud se verá recompensada. Siempre hay que ir al encuentro de lo que ha provocado nuestro malestar, nuestra enfermedad, no a los síntomas ni a los microorganismos que aparecen una vez que estamos enfermos.

EL EGO

Desde que comenzamos a caminar hay alguien que nos acompaña en todo momento, que es parte de nuestra esencia y que en el proceso de nuestro crecimiento se va haciendo más fuerte en la medida que le vamos dejando. Sin duda alguna es nuestro mayor enemigo, la fuente de la mayoría de nuestras desgracias.

Vivimos en un mundo en el que se nos premia por competir, con ser los mejores, los más rápidos; nos dan todas las herramientas para que pasemos por delante del resto sin importarnos si en el camino hacemos el mal o no actuamos acorde con lo que deberíamos de hacer.

Es un mundo cruel en el que vivimos y que desde pequeños nos obliga a competir y nos enseñan cosas que no nos ayudarán en nuestro camino, un camino que nos aleja del corazón, del sentido común.

Nuestros padres están más preocupados en enseñar a su hijo las normas de esta sociedad que en educarle en el amor a la naturaleza, a la sociedad y a sanar por si mismos. No es de extrañar que nuestro ego se haga dueño de todas las decisiones que tomamos en nuestro vivir diario. Solo tienes que ver el estado en el que te pones cuando estás conduciendo y alguien hace algo que saca de tus casillas.

Cuando hablamos de actitud cuestionadora, de pensar por ti mismo, de sentir y hacer las cosas con el corazón tenemos a nuestro mayor adversario en nuestra contra. Siempre despierto, nunca descansa. Da igual lo que alguien te quiera enseñar, el ego es más listo que esa persona. No duda ni un momento en saltarse todas las normas de comportamiento, de sociedad, para salirse siempre con su razón.

Un mal consejero al que sin embargo le hemos dejado las llaves de nuestro destino y que cada día nos hace más tristes, menos felices. Es capaz de hacer que las personas vayan a luchar, a perseguir fantasías, a tirar sus vidas por tierra; es capaz de usar la violencia gratuita en un ataque de ego repentino, todos lo vemos en nuestra vida diaria, no tenemos más que montar en el coche y darnos una vuelta para ver hasta donde somos capaces de llegar.

Es capaz de defenderse en todo momento cada vez que escucha a alguna persona intentar ayudarte, cada vez que alguien te indica o te hace ver que estás equivocado.

¿Como podemos atar en corto a nuestro ego?

No hay una fórmula fácil para nadie, cada uno de nosotros debe de ser capaz de primero ver que tiene un problema con su ego. Puedo decir con seguridad que si yo le muestro la verdad a una persona cualquiera, ésta va a reaccionar, se va a defender, seguro que se va a enfadar, a nadie le gusta que otra persona le diga lo que debe o no hacer.

Tener salud integral significa tener a tu ego bien guardado, significa que debes de ser tu quién guíe tus pasos, tus acciones, que entre tu corazón y tu mente no dudes cual escoger. En tus pequeñas decisiones diarias siempre tendrás que elegir y la mayoría de las veces estarás perdido. Si esto te sucede escucha a tu corazón, es fácil saber si la decisión que has tomado es la correcta, pues si lo has hecho con el corazón estarás contento, algo dentro de ti te llenará de satisfacción.

Si escoges el camino de la sanación natural tu ego va a molestarse, imagínate que empiezas a dejar de hacer cosas que llevas toda la vida haciendo. Comenzar este camino significa un verdadero cambio en tu vida y no solo por el cambio de hábitos sino por la transformación que vas a experimentar. Imaginate sentir cosas como el amor, la dicha, el placer de sentir cuando una persona te agradece algo después de haberla ayudado.

Tu ego siempre se va a interponer pues el vive del espectáculo al que está acostumbrado, no desea que cambie nada y le da igual si tu enfermas por el camino, es un auténtico egoísta. Imagínate si eres cazador y te gusta cazar y matar animales si de repente decides cambiar y le dices a tu ego que se acabó el matar animales, que vas a utilizar tus recursos para que vivan en la naturaleza para ser observados, libres.

Cada vez que alguien intente abrirte los ojos tu ego saltará como un resorte, se defenderá con todas las palabras que ha aprendido y con todos los razonamientos de los libros o normas de vida en las que estás viviendo. Hay que ser muy fuerte para cambiar, para dejar de matar, para respetar la vida de plantas y pequeños insectos, para administrar tu tiempo haciendo lo que te gusta. Tu ego siempre te va a recordar que tienes facturas que pagar, que trabajes duro, que alimentes el sistema que tanto te hace sufrir pero que a tu ego le viene a su medida.

Solo una persona que es capaz de pensar por si misma podrá comenzar este camino de sanación, dejando atrás todo lo innecesario, casi todo lo que has aprendido. Sin duda será el paso más duro para comenzar a cambiar; solo una persona que es capaz de enfrentarse a su ego y guardarlo en un rincón de su vida podrá adquirir por la experiencia todo este saber que te muestro y que te llevará sin duda a disfrutar del placer que significa estar siempre sano, sin dolores, ni molestias, ni enfermedades y lo que es más importante, en armonía contigo y con la vida.

COMO ESTAR EN ARMONÍA

Es muy sencillo estar en armonía una vez que tu cuerpo está sano, sabes respirar, comer, le das todo le que necesita y no le administras nada extraño. Has de mirar en tu interior, destaca todo aquello que se te da bien hacer; dedica un tiempo para meditar, para encontrarte a ti mismo, para escuchar a tu corazón. Todos y cada uno de nosotros nos encontramos a gusto haciendo una actividad en especial, hazla todo el tiempo posible.

Hay un millón de cosas para estar en armonía, el simple hecho de ayudar a los demás y compartir te ayuda a alcanzar ese estado. La vida natural, sin agobios ni estrés alguno, el amor incondicional, sentir cada momento de tu vida, cada respiración. Cuando nuestra alma está serena entramos en armonía con el universo.

Sin amor no hay armonía, la vida no tiene ningún sentido; hay que ser y estar receptivos totalmente, dejar fluir la energía y ofrecerla desinteresadamente a los demás, a quién le pueda hacer falta. Abre tus sentidos, tu corazón. Solo hay una receta para conseguirlo, vive, disfruta, siente, ama.

Es un proceso maravilloso el vivir en armonía. Cada uno llega por un camino distinto y en los ojos de quién ha llegado se puede ver la felicidad, el deseo de estar vivos. No será un camino fácil llegar a este estado, ya que deberemos tomar muchas decisiones, dejaremos de hacer muchas cosas que siempre habíamos hecho, de cambiar viejos hábitos, de transformarnos en seres superiores dejando atrás las ovejas que fuimos.

El amor es el único camino que conozco que nos puede llevar a este estado de armonía, el amor por nosotros mismos. Difícilmente podremos amar a otros si no somos capaces de querernos a nosotros mismos y difícilmente podremos querernos si no estamos en armonía; tenemos que ser capaces de sentir la vida, nuestro corazón, el respeto por todas las especies del planeta, dejando de matar, arrancar árboles y molestar al ecosistema natural. Debemos de ser capaces de ser nosotros mismos, sin condicionamientos, sin nuestro ego.

TODO COMIENZA CON UNA IDEA

En otro capítulo comentaba que muchas enfermedades se pueden curar con la mente y aunque pueda parecerte cosa de magos así es. Todo lo que sucede en nuestras vidas viene determinado por un pensamiento generalmente; una persona que es médico seguro que en su día pensó en esta posibilidad, un arquitecto, un soldador, etc,. Todos y cada uno de nosotros a través de la mente orientamos las cosas que deseamos ser, las cosas que necesitamos, cada uno de nosotros proyecta con la mente una imagen o un deseo de lo que queremos y casi siempre llegamos a ver que se ha hecho realidad aquéllo que pensamos en su día.

A veces es suficiente con pensar algo repetidas veces para que se cumpla; si te repites muchas veces una orden o frase en concreto es más que probable que lo consigas, pues el subconsciente está alertado, prevenido y preparado. Hay veces que nos suceden cosas a las que no podemos darle respuestas lógicas y si hacemos repaso de conciencia es seguro que en algún momento de nuestra vida hemos deseado ese algo con mucho amor, con muchas ganas, con el corazón.

Es suficiente con que tu pensamiento sea elaborado con tu esencia, en tu corazón para que las cosas te lleguen.

Si te vas de vacaciones es por que lo habías pensado, decidido. Cada cosa que haces en tu vida generalmente ha pasado antes por tu mente y lo has llevado a cabo pues así lo habías decidido.

Una vez que somos conscientes que la mente es algo más complejo de lo que nos parece podemos comenzar a contemplar otras alternativas.

Como ya hemos dicho en nuestro cuerpo todo está conectado, todo, la mente, el cuerpo y el alma tienen una frecuencia en la que todos los sistemas interaccionan entre ellos. Nada sucede al azar y si introducimos un pensamiento en nuestra mente y sabemos como dirigirlo no tengas dudas de que lo que sea que deseas lo conseguirás.

Aunque aún no hemos llegado al capítulo de la energía podemos avanzar que cuando deseamos algo con el corazón y lo deseamos en una frecuencia que conecta la energía de amor incondicional con todo lo bello del universo, la magia sucede. A este punto puedes o no creer que hay cosas que tienen explicación y otras que no.

Cuando deseamos algo verdaderamente, cuando equilibramos nuestro cuerpo, nuestra mente y nuestra alma y llevamos esta energía a través del corazón obtenemos todo aquéllo que hemos deseado, tal cual. Es lógico pensar que si estás encerrado en tu mundo, tu cuerpo colapsado por la enfermedad, por los problemas de la vida, etc, todo ésto te parecerán cosas absurdas. Si es así tu mente no te va a ayudar, seguro. Imposible equilibrar tu energía si estás de los nervios con los menesteres y problemas en los que vives.

Es por eso que es tan importante la actitud cuestionadora, valerte por ti mismo, buscar tu camino, tener libre albedrío para hacer lo que desees y por supuesto creer. Sin la fe difícilmente podrás llegar a ciertos lugares que solo están reservados a los que se iluminan, a los que viven con el amor incondicional en todo momento.

Todos hemos escuchado en algún momento de personas con alguna enfermedad o deformación que han ido de peregrinación a un lugar sagrado y han deseado con todo su ser, con todo su corazón sanar y lo han conseguido. Hay muchos caminos para llegar a un mismo destino.

De momento este capítulo te enseña que solo con un pensamiento podemos iniciar nuestra sanación. Basta desear nuestra recuperación y hacerlo desde el corazón para que la magia comience a funcionar. Si tu ego se entromete y no te deja fluir tendrás que tomar cartas en el asunto. No importa que es lo que desees que si lo haces desde el corazón la energía fluirá y conseguirás lo que deseas. De ahí la importancia de guardar a nuestro ego en un lugar profundo de nosotros mismos; con él suelto toda la información que tienes, todas las cosas que deseas se irán lejos, a otra parte.

Por supuesto que para sanar un cuerpo que lleva años colapsado por la enfermedad hará falta en la mayoría de los casos algo más que un pensamiento. Poniendo en práctica todo lo que estás aprendiendo no hay ninguna duda de que sin importar el nombre de la enfermedad que tenga el paciente, éste sanará.

Realmente con la fe y el corazón se pueden obtener todas las cosas que deseemos, sobre todo si lo que deseamos no son cosas materiales. En el universo hay una corriente de energía que hace que todo esté conectado y si tu energía personal es positiva y está en paralelo con otras fuentes de energía positivas, todo comienza a suceder y sin que te des cuenta aquello que deseabas está en tu vida; las cosas acuden a ti de forma inexplicable aparentemente. Cuando entiendes el funcionamiento de la vida todo es muy fácil.

Somos como un espejo que refleja y proyecta la energía que tenemos en nuestro interior. Si somos negativos, si nuestro pensamiento es frío, la vida nos envía cosas desagradables, enfermedad, malos modos, experiencias nulas, etc, etc.

Cuando vemos a alguien sonriente, que tiene el alma contenta, los ojos llenos de vida, la paz en su espíritu, solo podemos ver en ella el reflejo de su energía positiva; todo lo que llega a esta persona es positivo, ninguna persona le hará mal.

Podemos desear lo que queramos, salud, dinero, un puesto de trabajo, un viaje, etc. Es bonito soñar y desear, ahora tenemos que hacerlo con el corazón, conectar con el universo y ésto se puede hacer y aprender a hacer. Hay muchas técnicas para llegar a estar en este estado de conexión con la energía:

- La meditación es una de ellas.

- Hacer uso de todo lo que está escrito en esta guía.

- El REIKI, del cual hablaremos más adelante.

- La fe en nuestro señor, llámese Jesús, zeus, Sol, Alá, Gandhi, Mahoma, Buda o como quiera el lector expresarse.

Después hay mil y un recetas que no voy a nombrar en este libro pues no está en mi mano hablar del universo de posibilidades que existen para alcanzar el nirvana.

Hace tiempo leí unas indicaciones que alguien había dejado para ayudar a los demás a desear y conseguir lo que fuera, creo que puede valer como ejemplo:

- Piensa en un deseo positivo para ti y que no perjudique a los demás

- Piensa en una flor, visualízala

- Concentrate, cierra los ojos y continua visualizando la flor

- piensa además en un color que te haga sentir bien

- Ahora introduce en la flor el pensamiento positivo y rodea todo en ese color hermoso, vivo

- Continua con los ojos cerrados y visualizando en todo momento como ese pensamiento positivo está dentro de la flor

- Agradece realmente con tu corazón a dios y en voz alta diciendo " Gracias señor por que mi deseo está en proceso de cumplirse"

- Abre los ojos, respira tranquilamente y relájate

Repite este proceso una o más veces al día si lo deseas durante el tiempo que desees.

Que no veamos o no comprendamos las cosas no significa que éstas no existan. Hay infinidad de cosas en el universo que aún están por descubrir y el cerebro humano está entre estas cosas.

Seguro que si buscas en el conocimiento humano encontrarás cosas como este ejemplo, cosas que puede que te sirvan o no. Sin embargo no dejes de buscar solo por que aún no has encontrado. Todo comienza con una idea, con un pensamiento.

Si estás enfermo y deseas recuperar tu salud estás en el camino correcto, de hecho estás leyendo algo que como te decía al principio puede que no sea tan novedoso, pero que la práctica de todo el conjunto te ayudará, sin duda alguna.

Hay muchas verdades en este mundo y cada persona puede que te aporte un nuevo conocimiento que te pueda ayudar. En mi caso todo lo he aprendido a pulso, equivocándome en mis experiencias, probando cosas de todo tipo, llegando a conclusiones fruto de todas mis experiencias. No dudes nunca de buscar, de querer saber, de probar cosas que te ayuden a vivir mejor.

DIFERENCIAS SEGÚN EL CLIMA

Estamos aprendiendo cosas muy importantes a la hora de ser dueños de nuestra salud, de como la temperatura y otras circunstancias son capaces de hacernos entrar en desequilibrio térmico. Ahora lo difícil es saber como y en que grado habremos de seguir estas instrucciones con éxito.

Hay muchas partes en el mundo en el que la temperatura cambia según unos parámetros particulares de un entorno determinado. He conocido islas en las que hay una temperatura homogénea y haber en su interior un pueblo que está por debajo del nivel del mar y que tiene una temperatura totalmente diferente que el resto de la isla.

Con ésto quiero decir que cada uno vivimos en un lugar de la tierra y a una altitud diferente por lo que un modelo a seguir por una persona en el ecuador no servirá a alguien que vive en el Nepal. Tenemos que saber adaptar nuestras costumbres al entorno en el que habitamos y tener claro en todo momento que si viajamos a otro clima, a otro continente, tendremos que regular de modo distinto nuestras precauciones.

El principio siempre es el mismo, hay que estar lo más próximo al estado natural en el ambiente en el que nos encontremos con la piel lo más expuesta que podamos y no olvidarnos nunca de nuestro aseo fisiológico.

El sentido común nos hará vestirnos acorde a la temperatura exterior y no olvidarnos jamás que por más calor que haya, si entras en desequilibrio y sientes un frío interior muy fuerte habrás de entrar en calor lo más rápido posible, utilizando prendas de vestir, medios como la calefacción o el ejercicio físico o actividad física.

EL FRÍO

Hay que explicar bien el concepto para poder seguir avanzando pues al día de hoy las personas están sumidas en el caos, nadie sabe lo que tiene que hacer y todo el mundo hace lo que cree en lugar de hacer lo que verdaderamente hace falta hacer.

Bien es cierto que el hombre siempre se ha protegido del frío usando pieles de animales al principio de nuestros tiempos y que hoy en día es la industria textil la que nos proporciona el abrigo que necesitamos.

Conceptos como el aseo fisiológico, la transpiración, la sudoración, empiezan hoy a entrar en nuestras vidas, en nuestros pensamientos y debemos de ser capaces de entender que el frío no es un enemigo a combatir, sino un aliado importante si sabemos protegernos adecuadamente sin abuso de abrigo.

El viento nos da la sensación de frío sin que lo haga y cuando lo hace si además viene acompañado de frío la sensación térmica es mayor. No hay día que no vea como una persona mayor protege a su bebé, a su niño excesivamente cerrándole el abrigo hasta el cuello, impidiéndole transpirar como es debido. Si no somos capaces de tolerar el frío, de convivir, de servirnos de él de manera adecuada jamás encontraremos la salud. Uno de los pilares de la salud natural se basa exactamente en el uso del frío. Podemos y debemos protegernos del frío pero a la vez debemos de usarlo cuando así se hace necesario.

Ahora estás descubriendo probablemente nuevos conceptos en cuanto a salud que o bien no sabías o bien los habías olvidado. De nada te servirán si no los pones en práctica y continuas tu vida como hasta ahora vienes haciendo.

Solo tenemos que echar un vistazo a la naturaleza para ver que hasta el más insignificante de las especies que habitan este planeta en todos y cada uno de los climas que existen lo hacen sin protegerse con abrigos. Cada una utiliza un sistema diferente para hacer frente a las adversidades del tiempo y el hombre que tan inteligente se cree y que es capaz de desarrollar tejidos ultra calientes de última generación sigue cayendo enfermo por desequilibrio de las temperaturas, sigue teniendo miedo al frío, sigue sin saber como vestirse y cuando tiene que desvestirse cuando su cuerpo está pidiéndole quitarse la ropa por exceso de calor.

Veo a diario personas que van tapadas hasta el extremo, que salen de casa con la sensación enorme de frío y que se visten con capas de tejido como para dormir a la intemperie. Estas personas debieran de saber que pasados unos minutos de caminar el cuerpo se ha adaptado a la temperatura exterior y que imperativamente debemos de abrir nuestro abrigo, llegando incluso si la temperatura corporal es adecuada a quitarlo completamente. Al entrar en cualquier edificio con calefacción debemos de quitarnos bufanda, abrigo, etc, como si estuviéramos en casa y volver a vestirnos una vez que vamos a salir al exterior.

Da igual si son 10 grados bajo cero que 35 grados. El frío y el calor son dos sensaciones que nos acompañan desde que nacemos y que por nosotros mismos debemos adaptar nuestro vestido a nuestra mayor comodidad y a nuestra actividad física. Una vez que sabemos en cada momento gestionar el uso de la ropa y la actividad física en relación a la temperatura exterior la salud entra en nuestro vida como es natural; nuestras defensas se hacen más fuertes, resistimos sin casi esfuerzo las inclemencias meteorológicas, sabemos adaptarnos más a los problemas que vienen añadidos a los cambios bruscos de temperatura y al vivir sin catarros ni desequilibrios térmicos nuestra vida se convierte en algo agradable.

Es un círculo, siempre es un círculo en el que caminamos como si fuera una noria; una persona con desequilibrio térmico se protege más por que tiene frío y al hacerlo no deja que la salud natural prospere como debiera. Ésto hace que la persona camine alrededor de su noria como si de un ratón se tratara y su salud cada día irá disminuyendo pues además de su malestar general se le añaden varios medicamentos que hacen que su soporte vital se vea comprometido haciendo que sus sistemas internos se colapsen y presenten síntomas de toda índole.

Así que ahora sabemos que el frío es una herramienta que debemos de usar a nuestro servicio desde que nacemos, desde que nos levantamos por la mañana y que durante todo el tiempo que estemos despiertos seremos constantemente conscientes de su presencia y de todo aquello que tendremos que hacer para no perder la salud y de paso disfrutar de el.

EL TIEMPO Y EL ESFUERZO

En la vida todo lo que hacemos conlleva un tiempo y un esfuerzo. Nuestra carrera de estudios comienza cuando somos pequeños y finaliza generalmente cuando pasamos tres, cinco o más años en la universidad.

Cuando comenzamos a trabajar sucede lo mismo, desde nuestro inicio en el oficio a nuestra maestría en dicha actividad habremos de haber pasado un largo periodo de aprendizaje.

En todas las etapas de nuestra vida todo lo que hacemos viene dado por nuestra experiencia, nuestro esfuerzo y el tiempo que invertimos en dicha actividad. Así que tenemos que ver nuestra salud como algo más de nuestra vida, todo se puede aprender y todo lleva un tiempo y un esfuerzo.

Hay que tener presente que todas las actividades que hacemos suceden con los parámetros normales de esa actividad. Si comenzamos a construir una casa veremos que desde los cimientos hasta el tejado todo lleva su tiempo, su trabajo y su esfuerzo.

Cuando hablamos de salud sin embargo parece que todos quieren estar bien sin pagar el peaje, sin hacer esperas. Parece que los atajos son bienvenidos y que no se quiere esperar a vivir el proceso de la sanación. Cuando empiezan a llegar los primeros síntomas a nuestro organismo es por que hace tiempo que llevamos haciendo algo mal, y no se puede arreglar un problema que lleva mucho tiempo gestándose en un minuto después de haber tomado alguna pastilla.

Los ejemplos los vemos en nuestro vivir diario, en nuestros vecinos, nuestros compañeros de trabajo, nuestros seres queridos. Cada uno vivimos a nuestro modo y fruto de nuestras prácticas cotidianas vemos el dolor y los problemas físicos a nuestro alrededor.

Si hablamos de sobrepeso, por hacer comprender rápido, vemos a las personas obesas en un estado lamentable. Cada día aumentan sus problemas al querer bajar de peso mediante dietas, pastillas milagrosas, etc; todas las personas saben desde que momento han empezado a engordar, pues cuando eran bebés eran normales. El problema es siempre de base, hacemos mal las cosas por que no nos gusta hacer esfuerzos.

Sea cual sea tu problema de salud está claro que lleva mucho tiempo formándose en tu interior y que así como se ha ido formando así debe de desaparecer. Nuestra sanación viene acompañada de esfuerzo personal, de sacrificio y sobre todo de tiempo; todo lo que estás aprendiendo aquí es la hoja de ruta para alcanzar un estado de vida saludable, en ningún caso un atajo para hacerte sentir mejor.

A diferencia de todas las actividades que hemos aprendido y realizado en el transcurso de nuestras vidas, nuestra salud será sin duda la que más tiempo nos llevará pues no en vano nos acompañará hasta el final de nuestro paso por este mundo.

Es nuestro esfuerzo personal día a día el que nos va a hacer ver el mundo come debe de ser, sin enfermedades ni dolores. Toda la información que estás leyendo son las bases para tener una salud integral, un físico capaz de trabajar y un bienestar en nuestra vida. De momento no hemos hablado concretamente de las cosas que debemos de hacer para alcanzar la sanación natural por que es muy importante primero asimilar los conceptos que son clave para llegar. Aquí no hay atajos, todos y cada uno de los conceptos que estamos tratando serán cada día de nuestra vida nuestro referente si queremos estar sanos.

Todo nuestro tiempo, todo nuestro esfuerzo, todos nuestros recursos deben siempre estar destinados a nuestro bienestar. Es muy importante tener claro que en el proceso de sanación debes de darte el tiempo necesario de vivir la experiencia, de ver como poco a poco el mal se aleja de ti, como la grasa que te ha acompañado durante tanto tiempo poquito a poquito se irá reduciendo, pues no te olvides que lentamente en tu vida así la habías almacenado en ti.

Una vez que tengas claro los conceptos a seguir, una vez que comprendas que no hay atajos en la sanación y que el esfuerzo diario será tu recompensa, tu vida cambiará para siempre.

Tienes que hacer un examen de conciencia, una valoración personal de tu estado de salud, recuperar de tu pasado los conceptos erróneos que te han llevado a tu actual estado y empezar a definir una nueva estrategia para tu futuro. Cada uno tenemos un modo diferente de actuar, de auto sugestionarnos, de hacer que una idea entre en nuestro vivir diario; puedes escribir en letras grandes y en una cartulina de color una frase, un concepto para que cuando te levantes de la cama comiences de un modo diferente.

"TIEMPO Y ESFUERZO", sería una frase a escribir aunque cada persona puede escribir lo que desee. Es importante introducir en nuestra vida cualquier mensaje que nos pueda ayudar a seguir los buenos pasos. En la próxima página puedes escribir las frases que desees.

VOLUNTAD

Creo no equivocarme si afirmo que en nuestro camino hacia la sanación deberemos antes trabajar nuestra voluntad. Hemos hablado del ego, de la mente y de nuestro cerebro, es hora de retomar el hilo no físico que nos ayudará a conseguir todo lo que deseemos.

Todo se puede aprender, cualquier cosa que tengamos en la mente, con el procedimiento adecuado seremos capaces de realizar y llevar a cabo. La voluntad es algo que no se ve, no se toca y sin embargo está ahí, nos acompaña desde que somos pequeños. Es nuestra capacidad de querer conseguir algo, de pasar todos los inconvenientes que podamos encontrar, nuestra energía en estado de trabajo.

Basta un pensamiento en nuestro cerebro, un deseo de nuestro corazón para que la voluntad se ponga a trabajar. Deberemos aprender a utilizar nuestra voluntad a nuestro libre albedrío. Todo lo que hacemos en esta vida lo hacemos por deseo propio, ninguna persona llega al estado en el que se encuentra fruto del azar. Nadie nos ha puesto en el lugar en el que estamos hoy, hemos llegado nosotros solos con nuestras decisiones, nuestros puntos de vista y nuestra voluntad o la falta de ésta.

Si lo que deseamos es recuperar la salud deberemos, además de saber todo este conocimiento, utilizar nuestra voluntad para obtener el éxito en esta empresa. Podemos hablar y hablar, leer libros y demás pero solo a través de la voluntad serás capaz de empezar a trabajar, de poner en marcha todo lo que debes de hacer para sanar. Desde que te levantes por la mañana hasta que te acuestes será tu voluntad la que tengas que tener presente para no caer en la tentación de pararte, de darte por vencido, de decirte a ti mismo que lo que haces no sirve para nada.

Si hay algo que nuestro cuerpo sabe hacer es adaptarse a la buena vida, a la falta de ejercicio, a pasar largas horas tediosas sin hacer nada, viendo la televisión en el sofá, calentito al calor de la calefacción, etc, etc. Cada vez que quieras hacer un esfuerzo, un cambio en tu vida, deberás usar tu voluntad para comenzar y continuar.

Vemos todos los días el ejemplo de quién está intentando dejar de fumar. La diferencia entre quién lo consigue y quién continua la marca solo la voluntad. No hay magia, no hay secretos, solo hay persona con fuerza de voluntad y otras que no. Así que la pregunta es ¿ como puedo hacer que mi voluntad me acompañe y haga todo lo que me proponga?

Como decíamos al principio para tener salud integral y que todo en nuestro organismo funcione como debe, cuerpo, mente y alma deben de estar alineados, en armonía. Una persona que no está bien no puede pensar bien. Trabajar la voluntad es como el resto un requisito fundamental en nuestro camino en la vida y dependiendo de tu forma de hacer las cosas, de tu estado físico y mental tendrás que aprender con la experiencia. No hay maestros, no hay recetas, solo estás tu.

Tienes que empezar con metas pequeñas, cosas que aunque te parezcan insignificantes te propongas hacerlas y las lleves a cabo. Es un ejercicio de mente, esfuerzo y bienestar. Imaginemos que te propones todos los lunes hacer una buena acción, o sonreír a tu vecino, o limpiar un tramo de un río o de la calle.

Imaginemos que deseas cambiar un hábito que sabes que no te sienta bien; pongamos que desayunas siete cosas diferentes y que casi todas son malas, en vez de dejarlas todas a la vez puedes comenzar por eliminar una o dos de tu dieta durante unas semanas y ver como te va. Trabajar la voluntad significa hacer que tu mente te obedezca, que elijas en todo momento que es lo que deseas y ponerlo en práctica. Empieza por las cosas pequeñas y no pares, continua a diario como una parte sustancial de ti. A medida que te vas encontrando mejor, que tu vida abandona la enfermedad, las malas compañías, los malos hábitos, a medida que tu voluntad se va haciendo más fuerte empiezas a ver un patrón, eres el dueño de tu vida, ya no te cuesta hacer las cosas.

La voluntad es parte intrínseca de nuestra personalidad y es solo nuestro pasado cargado con normas, miedos, defectos, etc, los que han hecho que esté dormida.

Empieza por las cosas que te gustan, las que te hacen sentir bien, solo tu sabes a que me refiero; practica la voluntad haciendo las cosas que te gustan y que te sientan bien. Después comienza a introducir en tu vida pequeños cambios en tu quehacer diario desde que te levantes, no pienses en el tiempo, solo hazlo. Una vez que pones en marcha tu voluntad para hacer lo que deseas el cambio viene solo y como te vas a encontrar mejor que nunca no tendrás escusas para no continuar con esta dinámica de vida.

7 - 21 - 40

Ahora que tenemos claro como es nuestra mente y que trabajando la voluntad podemos llegar a hacer lo que deseemos debemos de poner en marcha el procedimiento. Verás que es muy simple, todo el mundo podrá poner en marcha su objetivo y los resultados personales serán la merecida recompensa del trabajo bien hecho, de la voluntad personal, del esfuerzo.

Hay cosas en este mundo que no somos capaces de comprender y que sin embargo están ahí, nos acompañan en nuestras vidas igual da si no somos capaces de verlas. Los números 7, 21, 40 obedecen a una pauta, a un régimen en el que de forma significativa las cosas que nos proponemos hacer encuentran el camino para su desarrollo.

Generalmente cuando queremos hacer algo lo hacemos sin base científica; cada uno utiliza sus recursos, su motivación personal y a veces no es suficiente, caemos en el abandono y seguimos nuestra vida pasando a hacer otra cosa. Si queremos cambiar algo en nuestra vida deberemos hacerlo bien, seguir un proceso.

Si estudiamos estos números en los libros veremos que son en cierto modo mágicos, diversas culturas antes que la nuestra así lo habían advertido y hoy en día son numerosas las referencias que se pueden encontrar en una búsqueda en la web. Estamos hablando de utilizar estos números como referencia para recuperar nuestra salud, pero los podrás usar siempre que lo desees no importa en que actividad estés interesado.

Para comenzar nuestra sanación debemos de abandonar ciertos malos hábitos que nos acompañan y al contrario deberemos de comenzar otros nuevos. Como cada uno sabe en que estado está y que es lo que está haciendo mal y que necesita ser corregido, basta decir que cada cual elegirá lo que considere oportuno para comenzar la sanación.

Ya hemos hablado de las cosas que no debemos de hacer, ahora es momento de poner en práctica el como hacerlo. Una cosa es decirlo y otra muy diferente es hacerlo. Nuestra herramienta será la voluntad y el tiempo nuestro tutor.

Sea cual sea la actividad a comenzar a hacer o lo que debemos comenzar a dejar de hacer el proceso pasará siempre por la misma linea de trabajo. Habrá cosas que serán más difíciles que otras, no será lo mismo dejar de fumar que comenzar a hacer un determinado ejercicio.

Los números 7, 21 y 40 se refieren exactamente a los días, a la etapas que debemos de pasar para hacer o dejar de hacer algo y que nuestro organismo, nuestra mente lo haga en el futuro de manera habitual como llevarse la cuchara a la boca.

Imaginemos a una persona obesa que desea dejar de comer chocolate, dulces, etc. Desde que comienza el día número 1 al levantarse y con el esfuerzo y la voluntad que debe de añadir a su vida, a su rutina diaria, deberá llegar al final de su día con el éxito de su cometido. Seguirá al día siguiente y así hasta la primera etapa de este proceso; una vez que el cuerpo recibe esta nueva información en los siete primeros días algo dentro de nosotros se despierta, es difícil de explicar pero así sucede.

Debemos de continuar en nuestro esfuerzo y no dejar a nuestra voluntad ceder ni un centímetro pues el camino aun no ha terminado. A partir de la primera semana seguiremos con el tratamiento y llegaremos al día 21. A estas alturas ya has comenzado a sentir ciertos cambios de salud, de humor y aunque aun no puedas sentirlo tu cuerpo se ha despertado, algo dentro de ti sabe que hay un actividad que nunca había hecho y que de repente ahora a empezado a hacerlo.

Aún al cuerpo le falta cierta información por lo que continuaremos como hasta entonces, sin probar ni un dulce, día a día sintiéndonos mejor, con esa cosa en nuestra cabeza de estar superando con éxito nuestro desafío y así llegaremos al día 40. Muchas cosas van a pasar a partir de este día. Tu cuerpo tiene ahora toda la información y ahora ya no deberás de presionar con la voluntad. En tu cuerpo algo se ha transformado y ahora sabe que lo normal y habitual en tu rutina es no tomar dulces, por lo que ya no te los pedirá. Sin esfuerzo a partir de ahora, sin hacer nada extraordinario acabas de comenzar una nueva etapa en tu vida y lo que antes te hacía daño ahora ha desaparecido.

Una vez que en tu vida desaparece lo que te está haciendo daño, un mal hábito, tu realidad comienza a cambiar. Esta persona ha visto diariamente como los kilos han ido marchándose, como la ropa ya no le quedaba bien y como en su mente además ciertas cosas han mejorado. El camino lo ha comenzado y a partir de ahora ya sabe lo que tiene que hacer para recuperar la salud.

Una vez que introducimos estos números en nuestro vivir y aplicamos los cambios que debemos la salud acude a nosotros de forma natural. En algunos casos deberemos de introducir nuevos hábitos en nuestra vida, aseo fisiológico, etc, y en otros casos al contrario deberemos de dejar de hacer cosas que nos han estado perjudicando. Como solo tu sabes en que estado estás y que has estado haciendo durante tu vida, solo tu puedes comenzar con orden los cambios necesarios para la recuperación de tu salud.

SEÑALES II

En el capítulo de señales habíamos hablado de todas las cosas que en nuestro día a día aparecen en nuestra realidad, en nuestro cuerpo. Es ahora y a medida que comenzamos a entender como la voluntad, el esfuerzo, el tiempo y la dinámica de trabajo pueden ayudarnos. Es fácil ahora de entender que cuando algo nos pasa y aparece en nuestro cuerpo es por que algo estamos haciendo mal. Si se nos cae el pelo, si salen manchas, granos, verrugas, dolores, pinchazos, etc, etc, sabemos que dejando de hacer determinadas cosas o haciendo otras distintas el cuerpo se regulará sin el consumo de medicamentos.

Habrá veces que no sepamos de donde vienen los problemas y que solo veamos los síntomas; debemos de hacer examen de vida y ver en los últimos tiempos las cosas que has hecho o las que has dejado de hacer. Por ejemplo habrá veces que lleves mucho sin probar fruta o algún otro alimento y que tu cuerpo te avisará de algún modo. Generalmente cambiando la dieta el problema desaparecerá. Puede ser el origen de tus síntomas mental, la muerte de un familiar, un trauma de amor, cosas así que hacen que tu mente entre en la obscuridad y no te deje vivir en armonía.

También puede estar el origen en la dentadura, puede ser que tengamos algún problema físico debido al mal estado en nuestros dientes y que arreglando dicho problema nuestro estado de salud mejore. Hay otro motivo que puede hacer que enfermes y es la entrada de un insecto en tu organismo como es la garrapata.

Son múltiples las señales e infinidad las posibles causas de tu enfermedad o problema por lo que llevar un régimen de vida saludable y seguir esta guía de salud natural harán de ti una persona sana. Solo nosotros mismos somos garantes de nuestra salud y si no tenemos actitud cuestionadora y no sabemos comenzar a ver quienes somos y en que nos hemos convertido, difícilmente podremos encontrar la armonía en nuestras vidas. La sanación natural es el camino de la armonía y debemos de administrar cada día de nuestras vidas todos estos conceptos que te harán estar sano. Utiliza la medicina del doctor y de la farmacia si lo crees necesario, es tu libre albedrío lo que te hará encontrar tu camino.

Reiki

Hemos hablado de la energía, de que todo está conectado en el universo, que toda la materia es energía y que en nuestro interior todo está conectado y que podemos procesar un pensamiento y hacer que genere un deseo en realidad.

Son múltiples las manifestaciones de la energía y una de ellas es el REIKI. Se trata de una técnica de transferencia de energía positiva por imposición de manos que viene de Japón aunque la práctica de sanación a través de las manos viene de tiempos muy remotos y de muchas religiones y culturas.

La energía fluye a través del practicante de Reiki para inducir efectos benéficos sobre sí mismo y sobre las personas a las que aplica este tratamiento. La energía fluye a nivel físico y también a nivel emocional, estimulando la recuperación natural y aportando paz a la mente.

Incluso en casos de enfermedad terminal, los enfermos suelen sentir paz y serenidad, lo que les ayuda a pasar su enfermedad de un modo más liviano. Generalmente son suficientes varias sesiones de reiki para comenzar a sentir mejorías allí donde solo tenías problemas; es necesario pensar en positivo y llevar este estado de energía en lo cotidiano, somos como un espejo recuerdas?. Reflejamos lo que somos y si somos negativos nos encontraremos en la vida con cosas negativas.

La energía reiki trabaja en los niveles profundos de la persona donde muchas enfermedades se han iniciado, estrés, tensión, cansancio, malestar general, etc,. Son muchos caminos los que te pueden ayudar a encontrar la sanación y éste es sin duda de los más beneficiosos que puedes encontrar.

Todo el mundo puede practicar esta energía, hay en todo el mundo maestros que te pueden abrir tus chakras y tu camino a través del reiki, un camino beneficioso que te llenará de vitalidad. Aunque no creas en nada es un hecho que la energía existe y que con los medios adecuados todos podemos interactuar con ella. En esta guía de sanación natural no podía faltar el reiki, así como la meditación y otras técnicas que puedes usar para vivir una vida mas acorde con la naturaleza.

De hecho todo está conectado y cada vez que meditas, cada vez que respiras y te relajas, cada vez que das o recibes energía de amor incondicional (reiki), tu organismo al completo se beneficia. Estar sano es el camino que debes seguir utilizando todos los medios disponibles; si conoces otros medios y te pueden ayudar no dudes en utilizarlos. Hay muchas cosas no físicas en este mundo que están ahí aunque no las veamos, aunque no creas en ellas.

Dentro de la energía a nivel humano nos encontramos con los llamados chakras, centros de energía vital. A través de estos chakras y utilizando una técnica de meditación adecuada podemos ayudar a la sanación y armonía de nuestro cuerpo. Son numerosas las formas y escuelas de meditación, cada uno deberá investigar, buscar, conocer los métodos que mejor se adapten a su forma de ser, a su filosofía de vida. Su práctica se puede hacer en todo momento, caminando, sentado o acostado. Tu decides cuanto tiempo y cuando hacerlos. Éstas son algunas de las técnicas que puedes utilizar:

•Para estimular la energía vital. Se realiza uniendo la punta del índice y el pulgar. De gran eficacia para la sanación de trastornos nerviosos y estimulación del cerebro. Insomnio, pérdida de memoria, vértigo, depresión, etc,.

•Para estimular el sentido del oído. Se realiza uniendo el pulgar y la punta del dedo corazón. Sirve para la sanación de la sordera y trastornos del oído.

•Para estimular los sentidos, sobre todo el olfato. Se realiza uniendo el pulgar con la punta del dedo anular. Previene la caída del cabello, afecciones de la piel, uñas, músculos, huesos, etc,.

•Para estimular el gusto. Se realiza uniendo el pulgar con la punta del dedo meñique. Refuerza la sangre, los líquidos virales y los reproductores, ayudando a lubricar todo el organismo ante la falta o carencia de elementos como el agua.

•Para estimular el corazón. Se realiza uniendo el pulgar con las puntas del dedo meñique y anular. Refuerza las funciones orgánicas y es eficaz en las enfermedades de los ojos y la pérdida de agudeza visual.

•Para un buen proceso digestivo. Se realiza uniendo el pulgar con las puntas del dedo anular y corazón. Mejora el estreñimiento y ayuda a eliminar toxinas a través del intestino.

En la práctica de tu meditación tu eres quién distribuye tu tiempo y las técnicas a usar. El reiki siempre será tu aliado más precioso, imagínate, obtener de manera gratuita toda la energía del universo. No es necesario creer como habíamos hablado anteriormente ya que si has de llegar, llegarás, pero creyendo es mucho más placentero y eficaz el método. La energía de amor incondicional fluye constantemente y solo las personas con un corazón limpio son capaces de ver y sentir la energía curativa. Lo importante es incorporarla a tu vida aunque ahora mismo no estés en armonía, todo se puede aprender y como todo en la vida la práctica hace al maestro.

En el dibujo podrás observar los siete centros de energía de nuestro cuerpo, los llamados chakras.

A veces sucede que con el paso de los años nuestros centros de energía se cierran, que no permiten a la energía fluir libremente por ellos y es gracias a los maestros de reiki que mediante la iniciación en este método, estos chakras se activan, se abren y te dejan sentir libremente la energía y todas las sensaciones que no se pueden describir con palabras.

Una vez que empiezas a darte reiki a ti mismo solo tu vas a ver, a sentir cosas que nunca habrías imaginado; dar energía de amor incondicional es uno de los mayores regalos que podrás hacerte a ti mismo y a tus seres queridos o a quién desees.

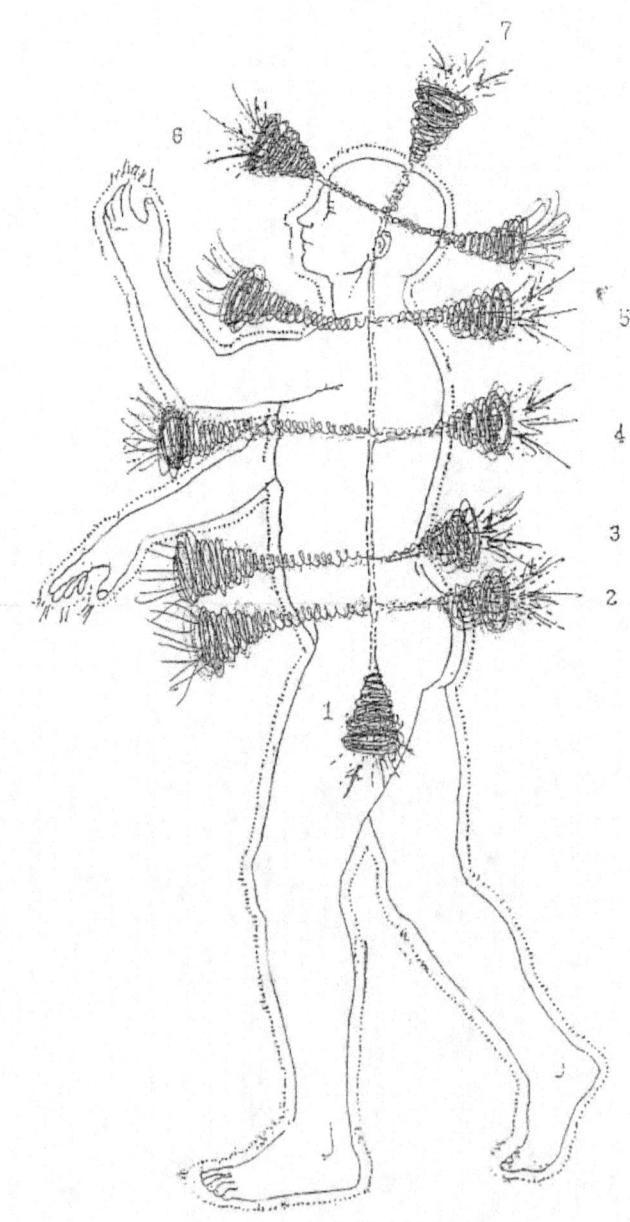

Herramientas de sanación

Desde que hemos comenzado la lectura de esta guía podemos constatar dos hechos:

- 1- Existen muchos modos de recuperar la salud de forma natural.

- 2- Todos los medios que has utilizado hasta el momento son obsoletos, no funcionan o no te han dado el resultado que esperabas.

Cuando empezamos a organizar nuestra vida, nuestra sanación con la información correcta, con el protocolo a seguir en cada circunstancia en la que nos vemos envueltos en nuestro vivir cotidiano, empezamos a entender que la vida es muy sencilla. Todas las personas que están enfermas en los hospitales y en sus casas bien podrían ellas mismas comenzar a cambiar y de forma natural a sanar.

Hay muchas formas de sanar y muchos maestros y escuelas de medicina natural. A continuación vamos a describir todas las herramientas para recuperar la salud:

- Actitud cuestionadora, sin la cual jamás verás la luz ni podrás comprender que existen más caminos que los que nos han enseñado.

- Libre albedrío, algo que debiera siempre acompañarnos y que sin embargo por nuestras malas decisiones nos vemos abocados a menudo a hacer cosas que no deseamos.

- Estar constantemente conscientes, probablemente la primera de las cosas a tener en cuenta en nuestra sanación. Una vez que sentimos que algo se quiere introducir en nuestro interior podemos de inmediato poner las barreras necesarias para que todo siga en condiciones óptimas.

- Aprender a respirar. Nuestro primera necesidad desde que nacemos y lo ultimo que dejamos de hacer en vida.

- Alimentarse correctamente. Una vez que solo introducimos alimentos naturales y frescos y los masticamos correctamente la salud viene a nuestro encuentro.

- Práctica de actividad física al aire libre. Ningún animal vive rodeado entre cuatro paredes. Sal al exterior y realiza el ejercicio que desees, cuanto más mejor.

- Aseo fisiológico. Nada de lo que puedas encontrar en este mundo será tan beneficioso para tu salud como la tonificación de tu organismo por el frío en contacto con la piel caliente.

- El ayuno, sin el cual el estómago no encuentra el descanso necesario para su buen funcionamiento. Obligatorio cada vez que te encuentres mal.

- Vestirse adecuadamente. Vivas en la parte del mundo que vivas debes de adaptar el frío a tu vida y convivir con él. La ropa que utilices deberá de adaptarse siempre al entorno en el que vivas.

- Cosas que no debes de hacer. Parece lógico y sin embargo cada uno de nosotros pasa a diario la frontera de lo que no deberíamos hacer. Una vez que queda claro que es lo que nos enferma, lo que no nos sienta bien, dejaremos de hacerlo y con ello la salud vendrá a nuestro encuentro.

- La voluntad. Siempre leal compañera cuando la hacemos caminar junto a nosotros. Es la fuerza que nos ayuda a superar cualquier barrera que se ponga delante de nosotros.

- El tiempo. Una vez que vemos la vida como el transcurso de muchos años empezamos a adaptar nuestros hábitos de forma que nos acompañen en el tiempo. Todo requiere un espacio de tiempo y un esfuerzo por lo que como herramienta de sanación el tiempo siempre estará presente para mostrarnos que para estar sanos debemos de trabajar a diario, hasta el fin de nuestros días.

- La permacultura, de la que hablaremos un poco al final de esta guía pues es un tema muy amplio y requiere por si sola de una guía aparte.

- Las plantas medicinales. Su uso siempre será bien recibido cuando nuestro cuerpo muestra los síntomas de un problema.

- El barro, elemento primario, la mejor herramienta de la sanación.

A partir de aquí si tu conoces otros medios para sanar, otros maestros o disciplinas para estar en forma y nunca enfermar no dudes nunca en utilizar tus conocimientos o los que puedas encontrar en tu camino, libre albedrío. Tenemos la suerte en nuestra sociedad de encontrar el saber de los médicos y sus infraestructuras, sus medicamentos y sus maquinarias.

Cada uno de nosotros debe desde pequeño aprender a gestionar su salud y de decidir que método de sanación prefiere utilizar. Todas la herramientas de sanación son buenas si te ayudan a sanar. Fíate de tu instinto y acude a visitar a un profesional si lo ves necesario.

El autor de esta guía hace mucho tiempo que sigue sus propias ideas de como estar siempre sano y parece que está en el buen camino, pues las visitas al doctor se han reducido a visitarle cuando he necesitado un certificado médico para realizar una actividad deportiva. Vive tu vida con tu salud por delante y aprende todo lo necesario para ser auto-suficiente, gracias a esta guía es posible que el velo que tienes en la vista se pueda caer y puedas empezar un nuevo camino, actitud cuestionadora.

EL IRIS

Todas las partes del cuerpo humano se reflejan en el iris de los ojos. Esta afirmación en el colegio de médicos oficial no está ni considerada y sin embargo fuera de la medicina convencional y de sus libros existen muchos profesionales de la salud que desde hace mucho tiempo utilizan el recurso del examen del iris para saber e interpretar acerca de la salud del paciente.

En efecto el iris es como un plano en el que cuando algo no va bien se ven marcas, rayas, sombras, señales que para el ojo experto son la llave para un diagnóstico veraz. Una vez que conoces el plano y lo que representan las señales que aparecen dibujadas de un modo visual puedes comprender que algo no funciona bien y que si comenzamos a cambiar nuestra dieta o nuestra rutina de vida ese algo puede desaparecer por si solo.

Cada ojo nos da una información y aunque todos podemos hacernos una idea, hace falta ser un experto para diagnosticar viendo el iris. Lo más importante es conocer, saber y después utilizar tus recursos. Que no lo sepas no significa que no exista, así que siempre debes de estar en modo de aprender y cuando alguien te enseñe algo nuevo adaptarlo a tu vida si ese saber te interesa.

Desde que cayó en mis manos un libro de un gran sabio de la salud hablando del iris me hice un acólito de sus enseñanzas pues no en vano las utilizo a diario para corroborar la información que veo en el paciente. Los iris que he dibujado abajo son copia de mi mano de los iris dibujados por este sabio y son idénticos a todos los mapas que utilizan todos los entendidos en salud.

Cada señal que aparece en el iris indica un defecto, la presencia de metales pesados generalmente de medicamentos, el estado de tus nervios, tus tejidos. Todo lo que nos pasa en nuestro interior se ve reflejado en el iris y no es de extrañar que cuando con un simple examen visual le digo a algún conocido que tiene o va a tener un problema en tal o cual órgano o parte del cuerpo, de lo único que se extraña es de saber como yo soy capaz de haber adivinado este problema si hasta ese día solo lo sabían su médico y el mismo.

Dibuja en la próxima página tus iris. Puedes ayudarte de una cámara de fotos y ampliar la imagen para ver mejor los detalles. Después con la ayuda de estos dibujos comprueba hacia donde señalan las líneas, la marcas que has dibujado de tus iris.

No es cosa de magia, verás que todo se corresponde con los problemas que te han diagnosticado. Es posible que veas cosas que aún no eres consciente de ellas, cosas que tienes pero que aún no se han manifestado.

Ahora tienes la información y el protocolo que debes de seguir para tener el cuerpo sano.

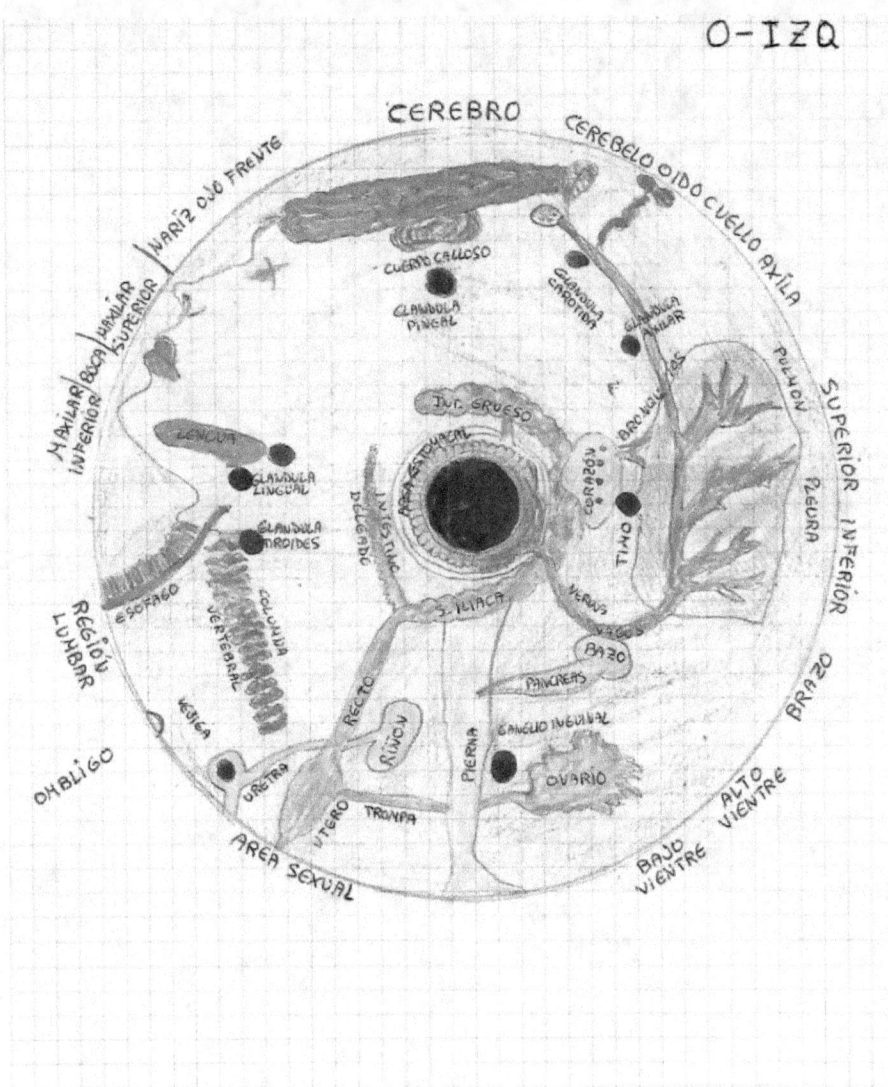

O-IZQ

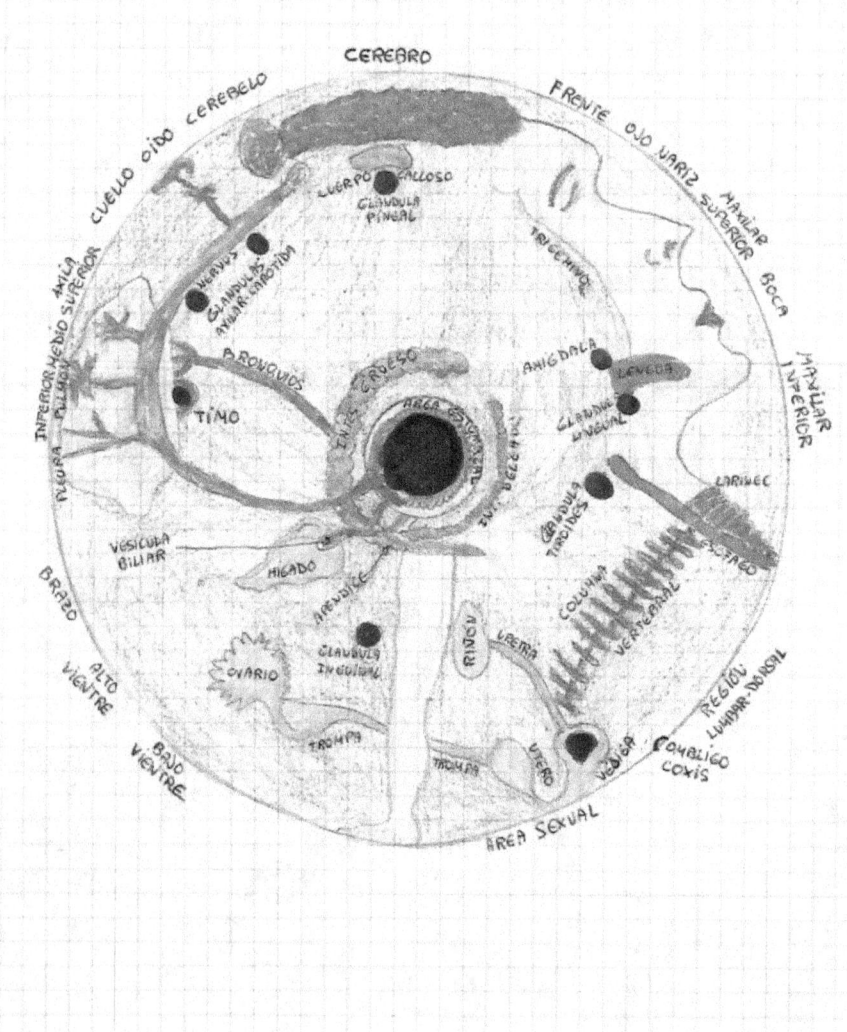

RUTINA PARA RECUPERAR LA SALUD

Hemos Hablado de la recuperación de la salud a nivel general, de todas las cosas que hay que hacer y un poco de lo que no hay que hacer. A nivel personal hay que adaptar las cosas que aprendemos a nuestro día a día, a nuestra rutina de vida.

En este capítulo vamos a hacer tres distinciones:

- Las personas en buen estado de salud

- las personas enfermas que aún son autónomas

- las personas que están enfermas y están en la cama

Es evidente que una persona en cuidados paliativos tendrá que seguir un régimen diferente que la persona que va todos los días a trabajar. Dicho ésto comenzaremos por las personas que aparentemente están sanas.

- Cuando estamos sanos y vivimos sin moderación alguna, comemos, bebemos y hacemos lo que nos sale del alma sin importarnos nada, estamos bien y la vida nos sonríe. Sucede que a veces caes enfermo y otra vez te recuperas y continuas con tu modo de vida. Tanto para las personas que aparentemente están sanas como a los enfermos que se mueven sin problemas el criterio de sanación será el mismo. Cada persona deberá de adaptar a su modo de vida este protocolo de sanación, de manera que encuentre su sanación utilizando todos los recursos que pueda.

Levantarse con el sol será la primera de las acciones que deberemos añadir a nuestra rutina de sanación natural. Vivas donde vivas lo primero es levantarse bien temprano con la dosis de voluntad y las ganas de vivir. El ideal es dormir desnudo, sin ropa, sin pijama, solo con tu edredón, manta o lo que sea que utilices para cubrirte. Es importante que tu habitación esté aireada en todo momento, ventana abierta, persiana subida, dejar entrar la luz de la noche en tu dormitorio, sentir el frescor de la madrugada en tu rostro cuando te levantas.

Momento importante en el que generalmente tendrás que ir al WC sin ropa, sintiendo el frío acariciarte; Lávate la cara con agua fría, permite que las gotas de agua fría salpiquen tu pecho y acto seguido bien con las manos o con una toalla mojada habrás de mojar toda tu piel, brazos, espalda, pecho y piernas. El aseo fisiológico a primera hora de la mañana es muy importante y una vez que estés de vuelta a tu dormitorio haz algunos ejercicios sin ponerte nada de ropa. Serán suficientes unas flexiones en el suelo unas abdominales o el ejercicio que tu desees para que tu cuerpo se seque, se vigorice, entre en calor y te haga sentir en forma, bien limpio y preparado para un nuevo día.

Si tienes la posibilidad de poder caminar por el jardín sintiendo el rocío en tus pies será sin duda una de las experiencias de aseo más bonitas que podrás sentir. Antes de desayunar yo prefiero salir a hacer algo de ejercicio por el campo, correr, estiramientos, flexiones, etc, etc, y después sentarme a desayunar. Una vez que llego de hacer ejercicio transpirando me cubro con una chaqueta para no enfriarme y me preparo el desayuno.

Cada día es diferente y siempre es un desayuno que me aporta energía. Huevos, leche, tostadas, beicon, miel, chocolate, fruta, cereales. Cada día desayuno diferente para variar, para hacer el comienzo del día más ameno. No hay una receta ideal para desayunar pero que sean productos naturales es lo ideal.

La ducha después del desayuno es sin duda mi momento mágico pues lo que siento no puedo describirlo con palabras. Después de haber sudado, de haber ejercitado todos los músculos, de haber obligado al cuerpo a hacer una actividad física por propia voluntad, entras en la ducha con el agua ardiendo y dejas que el agua te acaricie por todo tu cuerpo, no piensas en nada, solo sientes la alegría de estar vivo, de sentirte más joven, mejor que antes, mejor que siempre.

La sensación de estar vivo, lleno de energía, de sentirte feliz es una sensación que me acompaña a diario desde que salgo a la naturaleza a hacer ejercicio. Mi cuerpo se ha habituado a trabajar después de haberlo hecho durante tanto tiempo y es solo la voluntad o el tener que hacer algo lo que a veces me impide el salir a hacer deporte. Sea cual sea tu vida adapta tu deporte a tu ritmo de vida y a tus horarios. Lo importante es que sientas tu cuerpo activo, fuerte, cansado por el esfuerzo realizado, a gusto por todo lo que has transpirado y preparado y listo para una ducha bien caliente.

Una vez que sales de la ducha sécate lentamente empezando por la cabeza; el ideal es sentir el aire frío del exterior pero no la corriente de aire. Es muy importante saber que las corrientes de aire frío nos hacen daño y debemos de evitarlas o estar bien abrigados. A menudo dejo casi la totalidad de mi cuerpo secarse con el aire frío, sin toallas, mientras aprovecho mi aseo para afeitarme. Son minutos en los que estás frente al espejo completamente mojado, desnudo y haciendo tu aseo personal.

Ahora estás en tu dormitorio y contemplas tu armario, desnudo como estás comienzas a sacar las prendas que te vas poner. Has visto el día que hace, has abierto la ventana y ya estás preparado para vestirte. Comodidad ante todo, prendas que se adapten bien a ti sin estrangularte, dejando al aire entrar en tu interior. Sal a la calle y camina, huele, siente, avanza metro a metro con ese espíritu vivo, con tu paso de andar seguro, fuerte y siente como al cabo de unos minutos tu cuerpo está caliente, vivo, con ganas de que te abras la camisa, de sentir el aire acariciarte.

De todas las cosas que debemos de hacer para nuestra rutina de sanación natural éstas son sin duda las prácticas más importantes desde que nos levantamos. Son las primeras que deberemos hacer y a partir de aquí es tu vida lo que se interpone en el camino de la sanación. Solo tu decides a que sitios vas y cuales son las cosas que haces. Puedes seguir los pasos que has aprendido en esta guía, no te harán ningún daño, al contrario. Con la actitud cuestionadora a partir de ahora deberás de pensar en tus prioridades, en tu salud y en lo que necesitas para ser feliz.

Son muchas las cosas que puedes hacer, no hay escusas para no cambiar tu rol en la vida. La prioridad en este mundo, en esta vida eres tu; ni tu trabajo, ni tus amigos o tu familia te darán la felicidad que como individuo debes de buscar en todo momento. Si algo no funciona en tu vida puedes cambiarlo, si algo deseas hacer no tienes más que pensarlo y hacerlo.

- Ahora hablaremos de las personas que están en la cama enfermas, gravemente enfermas. Todo lo dicho hasta el momento sirve para las personas autónomas pero para las personas desahuciadas por la medicina, aquéllas que han recibido tratamientos agresivos que han casi terminado con las defensas naturales hay que actuar de otro modo.

Vamos a partir de la base que el paciente aún es consciente de si mismo, de lo que piensa y de lo que necesita. Siempre debe de ser la persona la que elije de que modo debe de vivir y sobre todo actuar con su voluntad a la hora de cambiar de tratamiento o el modo de actuar frente a un problema determinado

Lo primero que la persona debe de hacer es leer esta guía palabra a palabra y decidir si desea continuar con el tratamiento actual que le tiene tumbado en la cama o por el contrario decide iniciar este camino de auto sanación.

Una vez que el paciente elige el camino que propongo en esta guía hay una cosa que debe de hacer y es prepararse para ir dejando de tomar la droga que consume poco a poco o si es posible de facto. El primer paso es el aseo fisiológico que en este caso deberá de dárselo otra persona. Viendo en que estado se encuentra el paciente y si su piel esta caliente habrá que aplicar con una toalla muy fría, mojada, fricciones sobre el cuerpo, dejando a cada paso el frío activar la piel del enfermo.

Utilizaremos varios recursos para el aseo fisiológico:

- Suprimir o disminuir la toma de medicamentos.

- Ayunar total o parcial si su estado se lo permite.

- Comenzar desde por la mañana el aseo con el frío sobre la piel, despertando la vida del enfermo. Siempre con la piel ardiendo deberemos de aplicar el frío para que la sangre se active y comiencen a salir las impurezas al exterior. Mientras esté en la cama usaremos compresas frías, toallas mojadas, fajados de barro sobre la zona intestinal, estómago, pecho, etc,. Tomar saunas, baños de vapor, cubrirse con mantas de lana y después verter agua helada sobre la piel ardiendo serán las pautas a seguir para una persona que no se puede mover y que tiene el cuerpo colapsado por las drogas y los tratamientos que ha recibido.

- Una vez que la persona comienza a sentir mejoría, que la vida vuelve a renacer deberá en la medida que pueda comenzar a hacer actividad física, jardín, huerta, trabajar con útiles de labranza la tierra, pasear por la montaña transpirando y dejando la vida entrar en su cuerpo, beber agua cristalina de manantial y comer solo productos naturales.

- A partir de aquí el tratamiento a seguir es el que corresponde al primer grupo, a las personas que gobiernan su vida.

Lo más importante en la sanación de una persona está en la mente, en la cabeza, en los propios pensamientos. Basta una idea, creer en algo y nuestra voluntad se encarga de hacernos llegar aquello que deseamos. Aquí no hablamos de creer, hablamos de abandonar la enfermedad, de gestionar individualmente nuestra salud, de estar sanos, de vivir una vida plena.

EL CAMINO DE LA SANACIÓN

Durante nuestro camino en la vida cada uno de nosotros estamos influenciados por elementos que nos rodean, normas, familiares y amigos, vida artificial, etc. Los oficios se están perdiendo, cada día hay menos agricultores, los niños ven la leche que sale del bric del frigorífico, dentro de poco no sabrán que la leche sale de los animales. La juventud está muy perdida en lo que a vida natural se refiere y difícilmente una sociedad puede madurar sin individuos bien formados y sanos.

Debemos de ser capaces de ver más allá de la publicidad, de las normas, de lo que nos han enseñado. Años de estudiar tablas que nunca nos han servido de nada han hecho de nosotros poco más que un rebaño de ovejas a merced del capital. No es de extrañar ver los hospitales llenos y haber problemas a veces para encontrar plaza libre; en la sociedad de nuestros días parece que no hay sitio más que para la tecnología, los impuestos y las cosas sin importancia, cosas que no nos ayudan en nada.

A estas alturas de la lectura de esta guía no tengo ni idea de lo que piensa el lector, si se verá reflejado o no en los datos que a adquirido. Espero añadir algo de luz ante tanta ignorancia en la que hoy en día vivimos y deseo que este mensaje llegue a conocerse y que las personas dejen de ser manejadas como un rebaño.

El camino de la sanación viene siempre acompañado de todas estas cosas que has estado leyendo, cosas aparentemente sin importancia, cosas que probablemente no pienses que sean capaces de hacer que una persona vuelva a la vida. Para estar sano hay que estar vivo y para estar vivo hay que estar en contacto con la naturaleza; es suficiente para un enfermo terminal vivir en plena naturaleza para que su instinto de supervivencia le ayude a salir adelante. Para los que sigan pensando como siempre nada que decirles, no soy ni juez ni verdugo.

Es en la práctica de todas estas cosas que he escrito donde se puede uno encontrarse a si mismo. No hay una receta maestra, nada que tomar. Este camino es algo que deberíamos siempre de hacer, cuidar de nosotros, de nuestro cuerpo, de nuestra mente y de nuestro alma. En algún lugar del camino nos hemos separado del camino de la sanación y no conozco otro medio de reiniciarlo que acercarse progresivamente a la naturaleza y comenzar a pensar por nosotros mismos.

Desde que te levantes por la mañana medita, vive tu aseo fisiológico, come y bebe sano, practica deporte y vive una actividad física acorde a lo que te guste. Haz las cosas que te gusten y ayuda en tu camino a los demás. Cuando vives así te encuentras bien, eres una persona libre y el reflejo que despides hace que las personas te quieran, todo se vuelve positivo y bueno cuando tu reflejo es puro. Utiliza tus recursos para mejorar el planeta, para ayudar a los demás; comienza por ti egoístamente, cuida de ti ante todo y sobre todo, sana tu cuerpo, vive de forma sana y natural y después puedes interaccionar con el resto del mundo.

DESAFÍO 3 MESES, 90 DÍAS

Sea cual sea tu estado de forma y salud este es el desafío que propongo a las personas que vienen a verme y que desean cambiar sus vidas y recuperar la salud.

Son tres meses de olvidarse de la vida pasada, de iniciar un nuevo camino, de obligarse a hacer todas las prácticas que hemos anteriormente observado. Se trata de vivir la experiencia personal, de poner en orden la vida del paciente, de sentir como la vida entra en el interior del cuerpo y de como el brillo surge otra vez en la mirada.

Puedes hacerlo en tu vivir diario, en tu rutina de vida o bien puedes coger tres meses de vacaciones en la montaña y vivir de manera sana y natural. Nada tienes que perder y la experiencia bien merece el ponerse a punto y hacer algo beneficioso para ti.

Puedes hacerlo solo o acompañado, en la ciudad o en el campo; durante tres meses deberás hacerte un planing con todo lo que vas a hacer. Deberás de escribir paso a paso de que modo vas a levantarte, a qué hora, que vas a desayunar, cuanto aseo fisiológico te vas a ir dando día a día, tu práctica deportiva, tu actividad física. Una vez que lo tengas escrito has de pensar en que momento de tu vida lo vas a hacer, deberás de buscar un espacio de tiempo en el que no pienses más que en ti, sin estrés, sin familia, sin obligaciones.

Sera tu experiencia personal la que te haga sentir fluir la vida dentro de ti, realizar las prácticas que te he enseñado día a día durante tres meses te abrirá las puertas de una nueva vida. Hemos hablado que es suficiente 40 días de hacer algo determinado para que el cuerpo lo haga sin problemas, para que lo haga de forma fácil. Yo te propongo 50 días más para que tu ser entero se vea comprometido, para que no tengas ninguna duda de que es lo que te ha hecho mejorar tu salud y convertirte en una mejor persona.

A partir de tu experiencia después de haber estado tres meses practicando el aseo fisiológico serás tu quien gobierne tu vida y quien decidirá desde ese momento lo que vas a hacer en el futuro, sin ego, sin normas ni abusos, sin ignorancia.

PROBABILIDADES, PORCENTAJES

Desde que nacemos es algo que en el mundo moderno nos acompaña a diario, en todos los ámbitos de la sociedad. Cada uno de nosotros formamos parte de la probabilidad, en los negocios, en la salud, etc. No es de extrañar que las personas hayamos acabado siendo una mercancía más, un número, una probabilidad.

Cuando una persona acude al médico con su problema pasa directamente a engrosar la lista de las posibilidades que tiene de supervivencia. El médico le da su diagnóstico y el paciente resignado se va a casa con el tratamiento y con el número de posibilidades, el porcentaje de suerte en su recuperación.

Es triste ver como las personas se han resignado al discurso de las personas importantes, los médicos, las personas con estudios bien vestidas, con sus trajes y sus uniformes. Tenemos que ser conscientes de que somos personas, de que podemos administrar nuestra salud en todo momento y que bajo ningún concepto debemos dejar que nadie nos gobierne nuestra existencia.

Solo vivimos una vez y debemos sacar el máximo provecho a nuestro paso por la vida. Una vez que comiences a seguir esta guía, poco a poco, te irás dando cuenta que ya no tendrás nada que ver con esos porcentajes ni con las probabilidades que don importante te haya dado en el pasado.

Es curioso observar que cuando la persona empieza a pensar por si misma va dejando poco a poco el camino del rebaño y además es fácil de constatar que el resto del mundo continúa girando mientras que tu camino se separa del resto. Es increíble la cantidad de cosas bellas que comienzan a llegar a tu vida cuando decides salir de las posibilidades del sistema y aprendes a auto gestionar tu vida, tu salud, tus alimentos.

El sistema se nutre de posibilidades, de números, de porcentajes y nosotros pobres incautos nos dejamos subyugar por las palabras tan bien elegidas por el sistema, sus programas de bienestar, sus casas tan bonitas, sus falsos sueños de libertad.

Quizás ahora veas en que sentido utilizo la llamada actitud cuestionadora; es simple y sencillo saber que si comes lo que come todo el mundo, que si haces todo lo que hace el resto, por lógica tendrás sus mismos problemas, sus mismas vicisitudes.

Esta guía está diseñada para hacerte salir de las probabilidades del sistema. Has de conocerte a ti mismo, pensar por ti mismo, seguir tu propio camino en la vida si quieres ser una persona libre, si quieres conocer el amor y las cosas bellas que están en todo momento aguardando a que comiences a vivirlas.

Que el sistema esté dirigido por personas a las que no les importa tu porvenir no es escusa para que no abras los ojos y comiences una nueva vida. Solo a ti te deberá importar los cambios que realices y hacia donde pienses dirigirte. Para tener salud integral, sin duda, este es el primer escollo que tendrás que salvar.

Sal del rebaño, comienza a pensar por ti mismo, empieza a gobernar tu salud; tienes que ser constantemente consciente de lo que deseas, sin bajar en ningún momento la guardia, nadie dijo que fuera una labor fácil. Persevera en tu hacer diario, cada día serás más fuerte, tu mente y tu voluntad serán tus más preciados aliados.

Solo el tiempo será tu juez y tu verdugo si decides comenzar a gestionar tu vida según las normas naturales. Verás que en el camino encontrarás personas como tu, islas en mitad del océano que te darán una enorme alegría cuando las encuentres. Aprende a diario y no dejes de hacer las cosas que más te gusten, las cosas que hacen que tu alma se eleve.

RETIRO DE SANACIÓN NATURAL

La idea de un retiro de sanación es algo que se viene haciendo desde hace muchas generaciones, monjes, ermitaños, sanadores, personas con dones especiales, etc, etc,. Como solo tu sabes en que parte del camino te encuentras deberás de ser tu quién dirija los pasos hacia la sanación y el retiro es sin duda una de las mayores y mejores herramientas que podrás utilizar.

Puedes hacerlo donde desees siempre y cuando tengas espacio para tu nuevo yo, y que nadie te diga nada sobre lo que estás haciendo; debes de tener libertad absoluta en el medio natural, debes de ser capaz por ti mismo de sanar tu cuerpo y comenzar a vivir según tu criterio personal.

Sin duda será un verdadero desafío comenzar esta nueva etapa, aparentemente fácil; ABANDONAR todos los viejos hábitos adquiridos e iniciar unos nuevos. Si decides acudir a mi te indicaré el camino, te diré a cada paso que hacer, como y cuando.

Este retiro de sanación natural está dirigido a todas las personas que están desahuciadas, a los que han perdido su norte físico o mental, a los que deseen empezar de nuevo, de cero. A las personas con alguna dependencia de drogas, con problemas de alimentación, de peso.

El programa del retiro está concebido para comenzar una nueva existencia, dando por hecho que la anterior está obsoleta. En principio estimo que serán necesarios tres meses. En lineas generales el día comenzará a las 5 con el comienzo del aseo fisiológico y seguido de todo un planing de desarrollo personal (ya que cada persona es un mundo diferente).

El éxito dependerá de tu nivel de compromiso particular, vale decir que nadie podrá hacer el trabajo por ti y que solo tu serás responsable de tu salud una vez empieces tu retiro.

Problemas de autoconfianza, estrés, drogas, peso, dolores, molestias. No importa cual sea tu enfermedad o problema, desde un catarro al cáncer, alzeimer, etc. La primera regla será olvidarse de toda esa demencia a la que nos hemos visto sometidos, tratamientos costosos y dolorosos, drogas, inyecciones, etc. Una vez empezado el retiro deberás gradualmente dejar de tomar los medicamentos que en su caso estés tomando.

De igual modo podrás hacer un retiro de meditación de fin de semana o simplemente alejarte del mundanal ruido y poner en orden tu vida en un ambiente totalmente distinto, trabajando la tierra, cultivándola, amándola.

Si decides ponerte en contacto conmigo comenzarás a aprender y a poner en práctica todo lo que has estado leyendo en esta guía, dejando atrás viejos hábitos y adquiriendo los nuevos a medida que la enfermedad se vaya alejando de ti.

Lo más importante es el nivel de compromiso contigo mismo, hasta donde estás dispuesto a llegar, a luchar, a seguir esta guía, mis indicaciones sin desfallecer, sin rendirte, sin esperar siquiera los resultados de la sanación.

Ten en cuenta que para llegar al estado actual en el que te encuentras han pasado muchas cosas durante muchísimo tiempo, por lo tanto tres meses de retiro de sanación natural no deberían de ser un escollo insalvable para comenzar una nueva vida.

Además de todo lo que conlleva un retiro de sanación natural podrás aprender a mi lado otras experiencias:

- Taller de respiración

- Revisión completa de tu estado

- Iniciación al reiki

- Iniciación al masaje

- Retiro de sanación completo (tres meses)

- Taller de meditación

- Iniciación a las bellas artes

- Iniciación a la permacultura

PERMACULTURA

No existe en el mundo una palabra que pueda reunir en si misma la organización de la vida, la belleza de la naturaleza y todas las especies que habitan este maravilloso planeta.

Según la wikipedia es un sistema de principios de diseño agrícola y social, político y económico basado en los patrones y las características del ecosistema natural. Engloba todas las materias que rigen el gobierno de una huerta sostenible. Podemos decir que nuestros antepasados vivían por necesidad y obligación, ante la falta de recursos, con la permacultura como medio de subsistencia.

Tiene muchas ramificaciones y todas y cada una de ellas complementan al resto. Para obtener una salud integral debemos en la medida de lo posible comenzar a trabajar estos conceptos y a adquirir el hábito de introducirlos en nuestra rutina de vida.

El diseño ecológico, la ingeniería ecológica, el diseño ambiental, la bioconstrucción, el reciclaje de todas las materias, la gestión integrada de los recursos acuíferos, la fabricación de alimentos desde la obtención de las semillas hasta su elaboración final, la arquitectura sostenible y los sistemas agrícolas de automantenimiento para la vida natural de nuestro lugar de vida, vale decir para obtener nuestra salud integral.

El término «permacultura» fue acuñado por primera vez por los australianos Bill Mollison y David Holmgren en 1978. La permacultura es sinónimo de agricultura permanente, de crear un bosque de alimentos autogobernado por sí mismo, añadiendo especies que protegen a otras especies de enfermedades y protegiendo a la tierra en todo momento.

Desde sus inicios a finales de los años 70, la permacultura se ha definido como una respuesta positiva a la crisis ambiental y social que estamos viviendo

La permacultura es la filosofía de trabajar con y no en contra de la naturaleza; de observación prolongada y reflexiva, en lugar de labores prolongadas e inconscientes; de entender a las plantas y los animales en todas sus funciones.

Cuando comenzamos a pensar por nosotros mismos y comenzamos a trabajar la permacultura nuestra vida se llena de ilusión, de fuerza, de energía y sobre todo de satisfacción.

Se trata de crear un jardín del edén, personal y a tu medida; un espacio en el que construir tu vida de forma natural, creando con tus manos todo aquello que necesitas. En el camino tendrás que utilizar ciertos recursos o materias que se venden en nuestros grandes almacenes pero la base general, la mayoría de las cosas que necesitarás las encontrarás en el medio donde te vivas.

Cualquiera de los campos que componen la permacultura son materias a estudiar por separado, pues aunque juntas dan sentido a la vida natural, es extensa su información y requieren un estudio y práctica personalizados. En esta guía solo pretendo hacer ver que existe un medio natural para alcanzar la salud y exponer de modo superficial de que se trata y que nos puede aportar a nivel individual.

Una vez que has leído todos estos conceptos y has investigado en los libros y en la web todo lo necesario para saber de que estoy escribiendo deberemos de tomar la decisión sobre si la adaptamos a nuestra vida a no.

Si decides que si, que quieres aprender y a vivir de modo natural deberás seguir un proceso:

- Elección de la tierra donde vas a comenzar

- Estudio del terreno para determinar donde irá todo

- Elección del lugar y trazado de tu nuevo hogar

- Elección del lugar para las otras construcciones, Taller, animales, despensa, etc,.

- Elección de árboles frutales que mejor se adapten al terreno que hayas elegido

- Estudio del terreno para plantar todas las especies vegetales que te darán sustento en el futuro

En líneas generales esto es la permacultura, crear un modelo de vida natural y utilizar todos tus conocimientos para iniciar un jardín hermoso, un lugar que te aporte paz, comida, casa y un sin fin de cosas hermosas. Desde luego que el camino está marcado por el trabajo físico, no hay nada en la naturaleza que no conlleve un trabajo, un gasto de energía. Lo bueno de la permacultura es que se trabaja una vez para crear y después se mantiene prácticamente sola.

Desde que llegamos a nuestro nuevo hogar todo está por hacer y como cada terreno está en un lugar diferente habrá que adaptarse a su orografía para tomar todas las decisiones que deberemos de tomar. Nada se debe de hacer nada al azar. La elección del terreno con agua, la orientación de la casa para que reciba el máximo de luz solar directa, el emplazamiento de los animales, de la huerta, de los árboles frutales. La reutilización de todos los desechos que vamos a generar, la obtención de la energía por paneles solares y aerogeneradores, la construcción de un horno solar para hacer nuestra comida, de un horno para hacer nuestro pan, de una despensa al abrigo de la temperatura.

La permacultura es la herramienta que vamos a utilizar para construir nuestro nuevo mundo; el camino es duro y el esfuerzo que vamos a tener que dedicar a cualquiera de estas materias también. Solo la satisfacción que vamos a sentir al ver todas las cosas realizadas por nuestra mano es suficiente para querer comenzar este nuevo mundo.

Así que si una persona enferma decide cambiar su vida y en su interior sabe que de no hacer algo definitivo ya no habrá solución, esto es lo que le propongo. Todo el mundo puede iniciarse en la permacultura, la bioconstrucción, la jardinería, la arquitectura e ingeniería. Solo hace falta una idea en tu cerebro para querer comenzar un nuevo camino y esta es sin duda la mejor de las maneras de cambiar definitivamente y acercarse al medio natural.

El ideal de esta guía sería el incluir todos los conceptos paso a paso de la permacultura, pues la salud integral viene dado por el uso continuo de la vida en la naturaleza, mas como es un campo muy extenso habrá que crear una nueva guía en la que se detalle todos y cada uno de los pasos a seguir.

En cualquier caso todo el mundo puede investigar, entrar en internet, hablar con sus mayores, mirar a su alrededor pues a nuestro alrededor existen numerosas viviendas hechas con adobe, con tierra y paja, con elementos naturales.

Posiblemente podría continuar añadiendo más datos sobre la salud natural y seguro que me quedaría corto pues en cada universo, en cada continente existen personas maravillosas con recursos para sanar que desconocemos. Espero con mi aportación ayudar a quién lo necesite, enviar algo de luz a las personas que vivan en las tinieblas, en la niebla de la ignorancia.